LA SÉROTHÉRAPIE

ANTISTREPTOCOCCIQUE

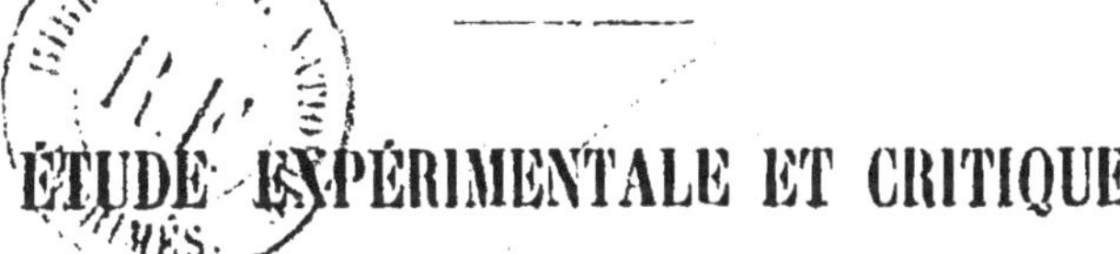

ÉTUDE EXPÉRIMENTALE ET CRITIQUE

PAR

Le Dr Julien DESSE

Médecin stagiaire au Val-de-Grâce.

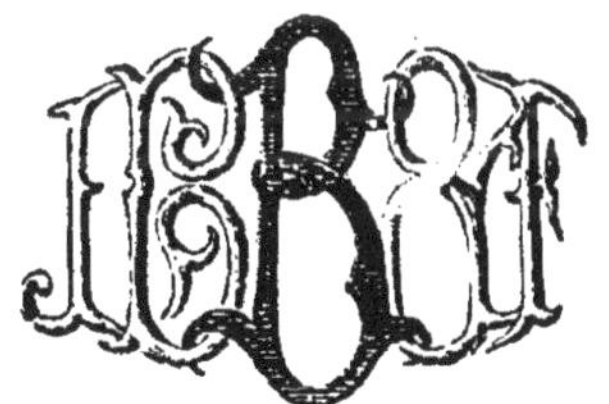

PARIS

LIBRAIRIE J.-B. BAILLIÈRE ET FILS

19, RUE HAUTEFEUILLE, PRÈS DU BOULEVARD SAINT-GERMAIN

1898

LA SÉROTHÉRAPIE ANTISTREPTOCOCCIQUE

ÉTUDE EXPÉRIMENTALE ET CRITIQUE

Lyon. — Imp. Pitrat Aîné, A. Rey Successeur, 4, rue Gentil — 10563

LA SÉROTHÉRAPIE

ANTISTREPTOCOCCIQUE

ÉTUDE EXPÉRIMENTALE ET CRITIQUE

PAR

Le Dr Julien DESSE

Médecin stagiaire au Val-de-Grâce.

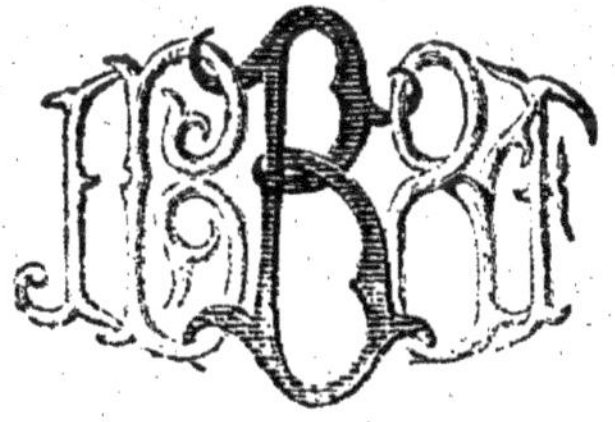

PARIS

LIBRAIRIE J.-B. BAILLIÈRE ET FILS

19, RUE HAUTEFEUILLE, PRÈS DU BOULEVARD SAINT-GERMAIN

1898

Nous sommes heureux, au début de ce travail, de pouvoir acquitter publiquement, bien petitement sans doute, les dettes d'affection et de reconnaissance que nous avons contractées.

A mon père et à ma mère, qui n'ont reculé devant aucun sacrifice pour notre éducation et notre instruction, nous offrons ce modeste travail, faible gage d'amour filial.

A M. le professeur agrégé Courmont iront tout d'abord nos remerciements. Pendant l'année scolaire 1896-1897, M. Courmont nous fit l'honneur de nous associer aux travaux qu'il entreprenait sur la grande question de la streptococcie; pendant de longs mois, notre bienveillant maître nous a dirigé dans cette science pleine d'écueils qu'est la bactériologie, il nous a prodigué ses conseils; nous avons toujours admiré en lui son esprit scientifique et plein de méthode; nous lui devons les connaissances que nous avons acquises dans cette branche de la médecine et à lui seul nous rapporterons la valeur de notre travail. Qu'il nous permette de l'assurer ici de notre reconnaissance.

M. le professeur Arloing, dont nous avons suivi les brillantes leçons et dont la bienveillante bonté n'a d'égale que sa haute valeur scientifique, nous a ouvert les portes de son laboratoire. Il accepte aujourd'hui la présidence de notre thèse; qu'il veuille bien croire, avec notre respectueuse reconnaissance, combien nous ressentons l'honneur qu'il nous fait.

M. le médecin-major Ferrier, professeur agrégé au Val-de-Grâce, a toujours témoigné pour nous le plus bienveillant intérêt; nous avons trouvé en lui, en même temps qu'un maître éclairé, un conseiller amical et dévoué; nous l'assurons de notre vive gratitude.

M. le professeur Laroyenne s'est montré vis-à-vis de nous d'une bienveillance particulière; il nous a admis dans son service de la Charité; à lui nous sommes redevable de nos connaissances en gynécologie; nous professerons toujours pour lui le plus grand respect.

Dès le début de nos études, M. René Jacquemart s'est intéressé à nous; il nous a toujours suivi à chaque étape, nous encourageant et nous soutenant: nous ne saurions oublier la grosse dette de reconnaissance que nous avons contractée tout particulièrement vis-à-vis de lui; qu'il reçoive l'expression de notre respectueux hommage.

Nos maîtres de l'hôpital Desgenettes et de la Faculté ont droit à notre reconnaissance pour le dévouement avec lequel ils nous ont enseigné les notions de la clinique.

M. le médecin-major Delamare nous a accueilli dans son service; il nous a fait largement profiter de ses grandes connaissances en ophtalmologie; nous nous souviendrons toujours de ses amicales causeries cliniques.

Les familles Duchêne, Deruelle et Canque nous ont fait, dès notre arrivée à Lyon, le plus cordial accueil;

nous avons retrouvé au milieu d'elles cette douce vie de famille, nous conserverons d'elles le meilleur souvenir.

Merci à nos camarades de promotion de leur franche amitié. Merci plus particulièrement à nos intimes dont la sympathie nous a été si précieuse.

Nous aimerons aussi à nous rappeler la franche camaraderie qui nous liait au Dr Millet, dont nous avons apprécié les grandes qualités de cœur.

Nous avons divisé notre travail en cinq chapitres. Le premier sera consacré à l'histoire de la vaccination contre le streptocoque pyogène et de la sérothérapie antistreptococcique.

Dans le deuxième, nous rapporterons les expériences de J. Courmont, montrant que le sérum de Marmorek immunise contre le streptocoque du même auteur.

Le troisième rapportera les expériences démontrant que le sérum de Marmorek ou d'après Marmorek n'immunise pas le lapin contre le streptocoque de l'érysipèle.

Dans le quatrième, nous démontrerons la nécessité de la séparation en deux espèces différentes du streptocoque de Marmorek et du streptocoque de l'érysipèle.

Enfin dans le cinquième, nous donnerons l'observation d'une jument et d'un âne immunisés contre le streptocoque au laboratoire de Lyon pendant l'année 1896-1897.

J. D.

LA SÉROTHÉRAPIE ANTISTREPTOCOCCIQUE

ÉTUDE EXPÉRIMENTALE ET CRITIQUE

CHAPITRE PREMIER

HISTOIRE DE LA VACCINATION CONTRE LE STREPTOCOQUE PYOGÈNE ET DE LA SÉROTHÉRAPIE ANTISTREPTOCOCCIQUE

C'est de 1884 que datent les premières tentatives de vaccination antistreptococcique. Chauveau [1], Frænkel [2], Arloing [3] sont arrivés à cette époque à conférer une certaine immunité au lapin contre le streptocoque pyogène. Chauveau et Arloing ont remarqué que certains sujets moins sensibles que la moyenne des lapins pouvaient résister à une injection intrapéritonéale; ces animaux devenaient alors réfractaires aux inoculations les plus virulentes. Ces

[1] Chauveau, Sur la septicémie puerpérale expérimentale (*Lyon médical*, XLI, 1882).

[2] Frænkel, *Deutsch. medicinische Wochenschrift*, 3 avril 1884.

[3] Arloing, Contribution à l'étude de l'agent virulent de la septicémie puerpérale (*Lyon médical*, t. XLVI, 1881).

deux auteurs ont même observé que les animaux qui avaient été réellement malades sans succomber à la première inoculation, jouissaient dès lors d'une immunité complète. Ils vaccinèrent ensuite des lapins en leur injectant des cultures atténuées par une exposition de huit à vingt minutes à une température de + 50 degrés.

Arloing et Truchot [1] ont reproduit ces expériences; ils ont pu vacciner des lapins en les inoculant avec des cultures ayant végété à + 43 degrés.

Cette question sommeille jusqu'en 1890. A cette époque Roger [2] entreprend toute une série de recherches sur le streptocoque de l'érysipèle, il obtient l'immunité de lapins en les inoculant à la base de l'oreille avec quelques gouttes d'une culture très virulente. L'érysipèle guéri, l'animal était plus ou moins complètement immunisé. Les streptocoques poussent aussi bien dans le sérum des vaccinés que dans le sérum de lapin normal. Mais si le développement numérique des microbes est le même dans les deux cas, il n'en est pas de même de la virulence des cultures : la culture en sérum de vaccinés est bien moins virulente que la culture en sérum normal. Le sérum de lapin vacciné contre le streptocoque jouit donc d'un pouvoir atténuant vis-à vis du microbe. Ce travail peut être considéré comme contenant en germe toute la sérothérapie antistreptococcique.

En 1891, Roger [3] recherche si l'introduction dans l'or-

[1] Truchot, *Étude expérimentale sur le virus de la septicémie*, thèse de Lyon, 1884.

[2] Roger, Modification du sérum à la suite de l'érysipèle (*Société de biologie*, 25 octobre).

[3] Roger, Action des produits solubles du streptocoque de l'érysipèle (*Société de biologie*, 4 juillet 1891).

ganisme du lapin des produits solubles sécrétés dans ses cultures par le streptocoque de l'érysipèle modifiait la résistance des animaux à l'action des cultures virulentes. Il obtient des résultats à peu près identiques à ceux de MM. Courmont et Rodet pour les produits solubles du staphylocoque pyogène. Il voit que les cultures filtrées ont une action *prédisposante* et *non vaccinante;* les lapins imprégnés de ces toxines et inoculés ensuite avec des cultures meurent avant les témoins inoculés simplement avec la culture virulente. Roger chauffe alors les cultures filtrées à + 110 degrés; le liquide ainsi obtenu cette fois est *vaccinant;* les lapins qui en ont reçu 5 à 30 centimètres cubes par kilogramme résistent à une inoculation qui tue les témoins en deux à huit jours. Roger trouve donc dans les cultures du streptocoque un mélange de substances *vaccinantes* et de substances *prédisposantes* également comme MM. Courmont et Rodet l'avaient fait pour le staphylocoque pyogène. La substance *prédisposante* domine dans le mélange, mais étant détruite par le chauffage, elle laisse libre l'action de la substance *vaccinante.*

Roger est donc le premier qui ait vacciné contre le streptocoque pyogène avec des produits solubles extraits des cultures.

Poursuivant ses recherches, Roger montre que le sérum des lapins prédisposés est plus favorable à la culture du streptocoque pyogène que le sérum normal en opposition avec les propriétés bactéricides du sérum des vaccinés. Ce sont les mêmes faits qui ont été vus par MM. Courmont et Rodet avec le sérum des lapins prédisposés ou vaccinés contre le staphylocoque pyogène. Celui des premiers est *microbiophile*, celui des seconds *bactéricide*.

Dans son mémoire synthétique de la *Revue de Médecine*, Roger[1] résume ainsi ses expériences sur la vaccination ou la prédisposition artificielle du lapin vis-à-vis du streptocoque :

« V. On peut conférer l'immunité contre le streptocoque par plusieurs procédés: inoculation intraveineuse de cultures atténuées; inoculation sous-cutanée d'une culture de virulence moyenne, injection intraveineuse de produits solubles chauffés.

« VII. Les cultures filtrées, *non chauffées* injectées dans les veines à des doses variant de 0,5 à 12 centimètres cubes exercent une action *prédisposante*; elles diminuent d'une façon durable la résistance à l'infection streptococcique.

« VIII. Les mêmes cultures chauffées à 110 degrés, et injectées à des doses variant de 5 à 30 centimètres cubes, augmentent la résistance et confèrent l'immunité ; elles sont *vaccinantes*.

« IX. Le streptocoque semé dans le sérum des animaux vaccinés donne naissance à une culture peu ou pas virulente ; ce sérum agit en atténuant le microbe.

« X. Le streptocoque semé dans le sérum des animaux prédisposés donne naissance à une culture plus nocive que celle dont il provient, mais on ne peut dire actuellement si le sérum agit en exaltant la virulence du microbe ou en diminuant la résistance de l'animal inoculé. »

En 1893, Mironoff[2] vaccine des lapins de la façon sui-

[1] Roger, Contribution à l'étude du streptocoque de l'érysipèle (*Revue de médecine*, 1892).

[2] Mironoff, Immunisation du lapin contre le streptocoque, et du traitement de la septicémie streptoccique par le sérum du sang des animaux immunisés (*Société de biologie*, 15 avril 1893).

vante : il commence par leur injecter sous la peau quelques centimètres cubes d'une culture chauffée à 120 degrés pendant vingt minutes. Au bout de quinze jours, nouvelle injection d'une dose double du même liquide, puis tous les quinze jours des injections de plus en plus fortes de cultures vivantes et virulentes. Une bonne moitié des animaux succombent, mais les autres sont vaccinés ; ils supportent sans réaction des doses de cultures vivantes dix fois supérieures à la dose mortelle ; le sérum des vaccinés possède des propriétés *vaccinantes* et *curatives ;* une dose de 3 centimètres cubes par kilogramme d'animal injectée sous la peau vaccine les lapins ; au point de vue curateur, on peut arrêter la marche d'une septicémie du lapin en trois à quatre jours, en faisant tous les jours à l'animal malade une injection de sérum à la dose de 2 centimètres cubes et demi par kilogramme d'animal. Mironoff conclut de ses expériences que « le sérum des animaux immunisés contre le streptocoque peut, à doses élevées, ou bien arrêter complètement une septicémie aiguë, ou bien imprimer à l'infection une marche chronique et mettre ainsi l'organisme en état de combattre victorieusement l'infection streptococcique ».

Dans la même séance de la Société de biologie du 23 février 1895, MM. Charrin et Roger[1] d'une part et Marmorek[2] de l'autre annoncent les heureux effets du sérum antistreptococcique, les premiers chez l'homme, le second

[1] Charrin et Roger, Essai d'application de la sérumthérapie au traitement de la fièvre puerpérale (*Société de biologie*, 23 février 1895).

[2] Marmorek, Le streptocoque (*Société de biologie*, 23 février 1895).

chez le lapin. Le sérum de MM. Charrin et Roger avait été ainsi préparé : un mulet avait reçu des cultures de streptocoque réduites au dixième de leur volume au bain-marie et chauffées à 115 degrés à l'autoclave sans filtration préalable ; les cadavres microbiens étaient donc présents avec les toxines ; le mulet avait reçu en tout 240 centimètres cubes représentant 2400 centimètres cubes de culture stérilisée. Le sérum de cet animal était expérimentalement curateur : il fut essayé sur deux femmes atteintes de septicémie puerpérale qui guérirent.

Marmorek annonce qu'il a obtenu un streptocoque tuant le lapin à 1 cent milliardième de centimètre cube, avec lequel il a immunisé des animaux qui fournissent un sérum préventif et curatif pour l'homme et les animaux. Cette note est brève.

Le 30 mars 1895, Charrin et Roger[1] reviennent sur leurs deux cas précédents et citent en plus une guérison d'érysipèle de nouveau-né ainsi qu'un cas de guérison d'une angine pseudo-membraneuse à streptocoques et staphylocoques.

Dans la même séance, Marmorek[2] apporte les résultats observés dans le service de M. Chantemesse sur des cas d'érysipèle : 46 cas, tous graves, ont été traités, tous ont guéri ; la température s'abaissait rapidement, l'albuminurie disparaissait, l'état général s'améliorait, l'état local

[1] Charrin et Roger, Application de la sérumthérapie au traitement de quelques affections streptococciques *(Société de biologie*, 30 mars 1895).

[2] Marmorek, Le sérum antistreptococcique *(Société de biologie*, 30 mars 1895).

s'améliorait rapidement. En résumé, « on peut conclure, dit Marmorek, que le sérum antistreptococcique constitue un traitement spécifique, vraiment efficace de l'érysipèle ».

MM. Josué et Hermary [1] signalent un cas de guérison de septicémie puerpérale guéri par le sérum de Charrin et Roger.

M. Jacquot [2] emploie de même avec succès dans un cas le sérum de Charrin et Roger.

La même année paraît, dans les *Annales de l'Institut Pasteur*, une courte note de Gromakowsky [3]. L'auteur a immunisé des lapins, en leur inoculant dans le péritoine ou dans l'oreille d'abord une culture ancienne de streptocoque chauffée à 100 degrés, puis une culture ancienne non bouillie, puis des cultures de plus en plus virulentes ; le sérum de ces lapins était curateur pour des lapins atteints d'érysipèle depuis vingt-quatre heures. Les effets ont même été satisfaisants en cherchant à immuniser le lapin contre une injection de culture virulente intrapéritonéale. Sur deux cas d'érysipèle humain, les effets ont paru satisfaisants.

Dans le même numéro des *Annales de l'Institut Pasteur* paraît le grand mémoire de M. Marmorek. Cet auteur commence par affirmer que les streptocoques pathogènes

[1] Josué et Hermary, Un cas de septicémie puerpérale traité par le sérum antistreptococcique *(Société de biologie*, 4 mai 1895).

[2] Jacquot, Un cas de septicémie puerpérale traitée par le sérum antistreptococcique *(Société de biologie*, 1895).

[3] Gromakowsky, Immunisation du lapin contre le streptocoque de l'érysipèle et traitement des affections érysipélateuses par le sérum du sang d'animal vacciné *(Annales de l'Institut Pasteur*, p. 621).

pour l'homme appartiennent à une espèce unique, et que, par conséquent, le même traitement sera applicable à tous. Le streptocoque s'atténuant rapidement dans le bouillon, Marmorek recherche un milieu plus favorable à la conservation de la virulence et donne, comme spécialement favorable pour la conservation de cette virulence du streptocoque, les milieux suivants énumérés par ordre de valeur:

1°	Sérum de sang humain . .	2 parties.
	Bouillon	1 partie.
2°	Sérum d'ascite ou de pleurésie.	1 partie.
	Bouillon	2 parties.
3°	Sérum d'âne ou de mulet . .	2 parties.
	Bouillon	1 partie.
4°	Sérum de cheval	2 parties.
	Bouillon	1 partie.

Ces milieux sont excellents pour conserver à un streptocoque sa virulence, mais ils ne l'augmentent pas. Le streptocoque de Marmorek a été isolé par des passages successifs d'abord sur des souris, puis sur des lapins. Le lapin neuf est inoculé avec le sang du lapin qui vient de mourir, le sang du lapin est ensemencé dans un des bouillons-sérums énoncées plus haut.

Le streptocoque employé par M. Marmorek a été *retiré de la fausse membrane d'une angine*. A l'origine, ce streptocoque tuait le lapin en trois jours, par injection intraveineuse de 3 centimètres cubes. La virulence obtenue par des passages successifs fut telle que 1 cent millionième de centimètre cube injecté dans le sang entraîne inévitablement la mort. 1 cent milliardième de centimètre cube peut encore tuer certains animaux. A ces doses infimes, il est probable qu'un seul microbe se trouve dans chacune d'elles ; il y a donc là une limite physique à la dilution : les lapins meurent souvent en moins de six heures. A l'autopsie des animaux, on note : « *un esudat hémorragique au point d'inoculation, un épanchement sanguinolent dans le péritoine et dans le péricarde. Tous les organes sont très congestionnés et contiennent une quantité extraordinaire de streptocoques en longues chaînettes ; les microbes sont moins nombreux dans le sang.* »

Marmorek revient encore sur « *l'identité des divers streptocoques* ». Il dit textuellement : « *Tous les streptocoques d'origine humaine, devenus suffisamment virulents, donnent aux animaux la même infection rapidement mortelle.* »

« *Nos expériences confirment l'opinion de ceux qui regardent toutes les affections streptococciques de l'homme comme dues à un même microbe. Nous tenons pour l'unité du streptocoque dans les maladies humaines.* »

Marmorek, parlant de ceux qui l'ont précédé dans l'immunisation des animaux de laboratoire contre le streptocoque, ramène à deux les procédés employés : *vaccination par culture stérilisée* et *vaccination par culture vivante*. Pour lui, la première méthode est bien inférieure à la seconde ; c'est cette dernière qu'il a toujours employée. Des lapins ayant résisté à un érysipèle sont immunisés, au moins à un certain degré ; ils résistent à l'inoculation de microbes de virulence moyenne, mais non à celle de microbes plus forts ; il a renoncé au lapin. Ses essais d'immunisation sur de grands animaux ont porté sur des moutons, des ânes et des chevaux. Il commence par inoculer des doses très faibles d'un streptocoque très virulent et recommence en augmentant progressivement la dose, lorsque la réaction a disparu chez l'animal. Par ordre de sensibilité, il place d'abord l'âne, puis le cheval et enfin le mouton; il a renoncé au mouton, parce que cet animal fournit peu de sérum et que ce dernier injecté à l'homme est douloureux et cause souvent des érythèmes. L'âne est trop long à immuniser, la violence des réactions exigeant de longs temps de repos entre chaque inoculation; le cheval est l'animal de choix. Après un certain nombre d'inoculations, l'introduction d'une grosse dose de cultures cause souvent des œdèmes énormes se terminant par suppuration. L'auteur n'a jamais fait d'injections intra-veineuses. Au bout de cinq mois, après treize injections, soit en tout 195 centimètres cubes de cultures, le sérum de cheval donna des résultats satisfaisants. M. Marmorek fait remarquer qu'on peut immumiser un cheval à la fois contre le virus diphtéritique et le streptocoque. Les chevaux vaccinés contre la diphtérie sont remarquablement tolérants vis-à-vis du streptocoque. L'auteur donne des courbes de température des chevaux immunisés, montrant la réaction fébrile qui suit chaque injection. Marmorek a essayé de vacciner avec des cultures filtrées, mais n'a pu obtenir de cette façon un sérum suffisamment actif. Il conseille de laisser écouler trois ou quatre semaines entre la disparition de la réaction et la saignée. Pendant la période de réaction, le sérum de l'animal est toxique; ce n'est qu'à partir de la quatrième semaine qu'il est revenu à la normale et n'est plus toxique pour le lapin.

Le sérum obtenu est *préventif* en l'injectant dans les vingt-quatre heures qui précèdent l'inoculation; quant à son effet *curatif*, il n'existe que si l'on traite les lapins injectés dans les six premières heures, si le virus est très actif, dans les vingt-quatre ou trente premières heures, si le streptocoque est de virulence ordinaire. Le sérum a également un *pouvoir antitoxique*, mais faible. « Le pouvoir préventif du sérum est mesuré par la quantité nécessaire pour rendre insensible à l'action d'une dose dix fois mortelle un lapin de 16 à 1800 grammes qui l'a reçue douze à dix-huit heures avant l'injection ».

Marmorek a employé son sérum dans diverses maladies à streptocoques chez l'homme et spécialement dans des cas d'érysipèle dans le service du Dr Chantemesse. Sur 411 malades, il y a eu 14 décès, soit 3,4 pour 100; 165 cas étaient des érysipèles graves; ils n'ont fourni que 2 morts, soit 1,2 pour 100. Dans les deux ou trois premières heures qui suivent l'introduction du sérum, il se produit une ascension thermique, puis la température tombe à la normale dans les vingt-quatre heures. Chez les malades, pris au début, la plaque érysipélateuse rétrocède, l'albuminurie est évitée ou disparait; les doses injectées varient de 10 à 120 centimètres cubes en dix jours. Le seul inconvénient est de produire parfois des érythèmes avec ou sans température. Des fièvres puerpérales ont été également traitées avec succès; Marmorek ajoute même qu'il tient pour « nuisible, dans ces derniers cas, toute intervention intra-utérine, telle que lavage, curetage, qui sont trop souvent l'occasion de nouvelles inoculations ».

Dix cas de phlegmons à streptocoques, des angines pseudo-membraneuses à streptocoques ont été également traités avec succès.

Tel est le grand mémoire fondamental de Marmorek. A

partir de cette époque, un très grand nombre de malades sont traités, dans les cinq parties du monde, avec le sérum de cet auteur. Nous ne citerons pas toutes les observations cliniques publiées à ce sujet ; disons simplement que si Jacquot, Josué et Hermary, Ausset et Rouzé, Sticle, Boucheron et d'autres ont pu obtenir des effets favorables du sérum antistreptococcique, il n'en a pas été de même de Charpentier, Dubrissay, Bar et Tissier, Budin, Paté, Baginski, Shein, etc.

N'oublions pas que les affections à streptocoques guérissent fréquemment spontanément, spécialement l'érysipèle et la fièvre puerpérale qui sont la base de ces statistiques. En somme, si l'on tient compte de ces réserves et de l'avis presque unanime des accoucheurs et des chirurgiens, on peut affirmer que le sérum de Marmorek a, contrairement au sérum antidiphtéritique, complètement échoué en clinique humaine.

Marmorek (*Ann. de l'Instit. Pasteur*, p. 47, 1896) dit que son sérum peut également rendre de grands services dans le traitement de la scarlatine, infection dans laquelle le streptocoque jouerait un rôle pour certains auteurs.

Les vétérinaires auraient employé avec un certain succès le sérum de Marmorek contre des affections à streptocoques, spécialement dans l'anasarque du cheval ; par contre, la gourme du même animal, affection également streptococcique, n'est pas influencée par le même traitement.

Pourquoi cet insuccès ? Le sérum antistreptococcique, efficace dans le laboratoire, serait-il sans effet au lit du malade, parce qu'on ne peut généraliser à l'hôpital les résultats expérimentaux ?

La question serait grave, puisqu'elle mettrait en suspicion la méthode sérothérapique elle-même. Ou bien y a-t-il eu des fautes d'expérimentation qui ont fourni un sérum inefficace pour l'homme? La question était importante.

Koch et Pétruschky[1] ayant essayé de traiter des cancéreux par la production d'érysipèle obtenu en injectant au patient des cultures pures de streptocoques, n'ont pu empêcher l'action de ces derniers par une injection préalable de sérum de Marmorek, niant ainsi l'action même préventive de ce sérum sur l'homme. Bien plus, s'étant procuré du streptocoque virulent de Marmorek, il leur a été impossible en l'injectant à l'homme de produire de l'érysipèle. Les érysipèles obtenus l'étaient en se servant de streptocoques peu virulents de l'érysipèle.

Pétruschky[2] reprit alors sur le lapin les expériences de Marmorek en se servant du sérum et du streptocoque de cet auteur; il ne put arriver à préserver le lapin et nia, par conséquent, toute valeur du travail de Marmorek. Donc, pour les deux auteurs allemands, non seulement Marmorek n'aurait pas fourni un sérum ayant une efficacité quelconque, même préventive, sur l'homme, mais ses expériences elles-mêmes seraient entachées d'erreur.

En France, Méry[3] ayant isolé pendant la vie un streptocoque du sang d'une enfant atteinte de scarlatine, constata, soit sur des souris, soit sur des lapins que le sérum

[1] Koch et Pétruschky, Recherches sur l'inoculation de l'érysipèle chez l'homme (*Zeits. f. Hygiene*, XXIII, 3.)

[2] Pétruschky, Sérum antistreptococcique (*Zeits. f. Hygiene*, XXIII, 3).

[3] Méry, Sur une variété de streptocoques, refractaire à l'action du sérum de Marmorek (*Société de biologie*, 18 avril 1896).

de Marmorek injecté, soit préventivement, soit simultanément, était sans action sur le streptocoque en question; le sérum paraissait plutôt favorisant que préventif. Méry vit, par contre, que le sérum de Marmorek immunisait le lapin contre le streptocope de cet auteur. Il ne conclut pas de son travail que le sérum de Marmorek est inefficace en pathologie humaine, mais que « l'unicité des streptocoques que l'on rencontre en pathologie humaine lui paraît définitivement infirmée par ces faits ».

Méry rappelle avec raison les deux travaux de MM. Nocard et Lignières sur les streptocoques de l'anasarque du cheval, de la gourme et de la pneumonie de cet animal. Lignières[1] montre que le streptocoque de l'anasarque subit d'une façon très notable l'action du sérum de Marmorek, tandis que « l'action de ce même sérum est tout à fait nulle contre le streptocoque de la gourme dont il semble même favoriser le développement et qu'elle est bien légère sur le streptocoque de la pneumonie du cheval ».

Continuant ces études, Méry, associé avec Lorrain, publie une nouvelle note sur l'action du sérum de Marmorek sur les streptocoques des scarlatineux [2]. Leurs recherches portent sur 7 streptocoques retirés de scarlatines, 3 de la gorge, 2 des urines, 1 d'un abus ganglionnaire, et le 7me du sang (ce dernier étant celui de la dernière communication). 6 de ces streptocoques ont présenté des caractères d'*identité* parfaite avec une *résistance toute spéciale au renforcement*. Tous les six se sont

[1] Lignières, *Revue de médecine vétérinaire*, 31 mars 1896.

[2] Méry et Lorrain, De l'action du sérum de Marmorek sur les streptocoques des scarlatineux (*Société de biologie*, 13 février 1897).

montrés absolument réfractaires au sérum de Marmorek. Les inoculations ont été faites sur le lapin par voie veineuse, sous-péritonéale et sous-cutanée. Le sérum de Marmorek a été injecté le plus souvent préventivement à la dose moyenne de 5 centimètres cubes sous la peau, vingt-quatre heures avant l'inoculation virulente. Les lapins, qui avaient reçu le sérum de Marmorek, sont morts en avance, sur les témoins, dans la proportion de 7 pour 10. Dans la plupart des expériences, même par inoculation sous-cutanée, les vaccinés sont morts avant les témoins.

Le 7me streptocoque [1] s'est montré, au contraire, sensible à l'action du sérum de Marmorek ; il avait été retiré de la gorge ; la survie des vaccinés a toujours eu lieu, dans quelques cas, définitive.

MM. Méry et Lorrain ont également tenté une dernière série d'expériences avec le sérum de Marmorek et le streptocoque de cet auteur affaibli ; ils ont confirmé les résultats de Marmorek sur ce point ; ils sont donc en contradiction avec Pétruschky. Ils en ont conclu que les streptocoques, qui se rencontrent dans la scarlatine, n'appartiennent pas à la même espèce que le streptocoque de Marmorek. Ils rappellent avec raison l'inaction du sérum anti-microbien de Pfeiffer vis-à-vis des autres variétés du vibrion cholérique.

Bordet[2] confirme les expériences de Marmorek en se servant du streptocoque de ce dernier.

[1] Méry et Lorrain, *Streptocoque et sérum de Marmorek.*

[2] Bordet, Contribution à l'étude du sérum antistreptococcique (*Annales de l'Institut Pasteur*, mars 1897).

La question était à ce point lorsqu'ont paru les recherches de M. J. Courmont. Dans une première note à la Société de Biologie[1], il démontre que le sérum de Marmorek (sérum de l'Institut Pasteur) et le sérum d'une jument immunisée au Laboratoire de Lyon avec le streptocoque de Marmorek, loin d'immuniser le lapin contre l'infection due à un streptocoque isolé d'un érysipèle humain, favorise au contraire le développement de l'infection chez ces animaux. Mais tout d'abord, contrairement à Pétruschky, et d'accord avec Méry, il montre que 1,5 centimètre cube de sérum de Marmorek ou de sérum d'après Marmorek, injecté à des lapins de 2 kilogrammes, les préserve contre une dose de culture virulente de streptocoque de Marmorek. Il admet donc que le sérum de Marmorek immunise bien contre le streptocoque de cet auteur. Mais en opérant aux mêmes doses avec le même sérum contre le streptocoque de l'érysipèle, il favorise l'infection au lieu de l'entraîner. Dans cette première note, M. Courmont pensait qu'il fallait conclure à la distinction de ces deux espèces microbiennes et annonçait qu'il entreprenait l'immunisation d'animaux avec des streptocoques d'érysipèle.

La distinction des deux microbes fut faite par le même auteur dans une deuxième note à la Société de Biologie[2] où leurs caractères distinctifs sont énumérés. La conclusion est qu'il s'agit de deux espèces microbiennes différentes,

[1] J. Courmont, Le sérum de Marmorek n'immunise pas le lapin contre le streptocoque de l'érysipèle *(Société de biologie,* 13 mars 1897).

[2] J. Courmont, Le streptocoque de l'érysipèle et celui de Marmorek sont deux espèces différentes *(Société de biologie,* 31 juillet).

d'où l'explication de la non-efficacité du sérum de Marmorek sur un streptocoque d'une autre espèce.

Les expériences de M. Courmont étaient donc une condamnation de l'emploi du sérum de Marmorek contre l'érysipèle de l'homme, la fièvre puerpérale, etc.

N'oublions pas de citer les curieuses expériences du professeur Denys et de son école. MM. Denys et Leclef[1] ont étudié le mécanisme de l'immunité acquise contre le streptocoque pyogène. En injectant dans la plèvre d'un lapin des cultures stérilisées de staphylocoque, ils obtiennent un exsudat pleural très riche en leucocytes. Cet exsudat centrifugé, les leucocytes lavés dans un courant de sérum sanguin, on obtient ces derniers avec toute leur vitalité. Si on les met en rapport avec des streptocoques contenus dans du sérum normal, ils entravent la prolifération des microbes. Cette action bactéricide, d'ailleurs assez faible, est liée à la vie même des leucocytes et non à leurs sécrétions ; dès que les cellules ont succombé, les microbes se développent rapidement. Si l'on introduit les leucocytes et les streptocoques dans du sérum d'un animal immunisé, la phagocytose est beaucoup plus active et les microbes diminuent de nombre.

Les leucocytes d'un lapin neuf plongés dans le sérum d'un animal immunisé acquièrent donc vis-à-vis du streptocoque une puissance toute nouvelle. Les leucocytes provenant d'un animal immunisé se comportent comme les leucocytes d'un animal normal.

Mais le sang, lui-même, possède-t-il les propriétés du

[1] Denys et Leclef, Sur le mécanisme de l'immunité chez le lapin vacciné contre le streptocoque pyogène (*La Cellule*, t. XI, 1er fascicule).

sérum? Les mêmes auteurs ont fait des expériences *in vivo*; ils injectent des streptocoques sous l'oreille à des lapins neufs et à des lapins immunisés. Chez les premiers les microbes s'accroissent rapidement et les leucocytes ne tardent pas à accourir, mais restent en simples spectateurs. Chez l'animal immunisé, au contraire, les microbes disparaissent rapidement; les leucocytes arrivent ni plus ni moins nombreux que chez l'animal neuf, mais ils détruisent plus facilement des microbes affaiblis par les propriétés bactéricides du sérum. Donc le rôle principal est aux humeurs et le rôle secondaire aux phagocytes. Le sérum n'agit pas sur les leucocytes en les stimulant, mais bien sur le microbe en l'atténuant.

Ces intéressantes expériences placées à côté de celles de M. Roger sur le même streptocoque, de M. Courmont, sur les staphylocoques, de M. Nicolas, sur le bacille de la diphtérie, sont un argument sérieux en faveur de la théorie de la production de l'immunité par les substances bactéricides (école allemande, école Bouchard, Charrin, etc.).

M. Denys a confirmé les expériences précédentes dans plusieurs travaux publics en collaboration de M. Marchand [1] et de M. Menns [2].

M. Denys a immunisé à Louvain plusieurs chevaux avec des streptocoques pyogènes divers; il a obtenu, dit-il, les meilleurs résultats de ses sérums dans le traitement de l'érysipèle de l'homme, des péritonites à streptocoques.

[1] Denys et Marchand, *Bulletin de l'Académie Royale de Belgique*, 1896.

[2] Denys et Menns, *Bulletin de l'Académie royale de Belgique*, 1897.

Postérieurement aux expériences de J. Courmont a paru un très important mémoire de M. van de Velde [1], élève de M. Denys, qui complique encore bien davantage la question du sérum antistreptococcique. A l'aide d'expériences des plus intéressantes, M. van de Velde s'est posé la question suivante : le sérum obtenu avec une variété de streptocoque pyogène est-il efficace contre toutes les variétés de streptocoques pathogènes pour l'homme ou seulement contre un certain nombre. Pour la résoudre il a isolé vingt et une variétés de streptocoques provenant d'affections diverses : abcès, angines, arthrites, bronchites, cystites, érysipèles, infection puerpérale, péritonites post-opératoires. Il a employé ces streptocoques en les conservant virulents dans un milieu approprié, mais sans les faire passer au préalable par l'animal. Tous ces streptocoques donnent, dit-il, « d'une façon générale » l'érysipèle au lapin. Il insiste sur l'extrême variété morphologique de ces microbes, mais croit néanmoins à l'unicité de l'espèce streptocoque pyogène. Non seulement ces microbes diffèrent morphologiquement et par leur degré de virulence, mais les uns sont sensibles à l'action du sérum antistreptococcique, étudiée sous le microscope avec des leucocytes, d'après la méthode citée plus haut de Denys, les autres ne le sont pas. Dès lors, il était probable que le sérum d'un animal immunisé avec un de ces streptocoques, ne serait pas également immunisant contre toutes espèces de streptocoques. C'est ce que les expériences suivantes lui

[1] Van de Velde, De la nécessité d'un sérum antistreptococcique polyvalent pour combattre le streptocoque chez le lapin (*Archives de méd. expérimentale*, juillet 1897).

ont montré; le sérum d'un cheval immunisé avec le streptocoque A (streptocoque provenant d'une angine) est très actif contre ce même streptocoque, tandis qu'il n'a qu'une action très faible contre le streptocoque P (provenant d'une affection puerpérale; employé même à haute dose, il agit cent fois moins contre P que contre A. Une élégante expérience montre cette différence d'action; si on injecte à un même lapin du streptocoque A dans une oreille et du streptocoque P dans l'autre et que l'on immunise l'animal avec du sérum A, il se développe de l'érysipèle dans la seule oreille injectée avec le streptocoque P.

Un autre animal a été immunisé avec le streptocoque P, son sérum immunise parfaitement contre le streptocoque P; il n'a absolument aucune action contre le streptocoque A.

L'auteur a vu également un autre sptreptocoque D (provenant d'un abcès) et un streptocoque M (provenant d'une péritonite) insensibles à l'action du sérum A.

M. van de Velde a essayé en outre deux autres microbes qui lui ont été envoyés par Marmorek et M. Belfanti.

M. van de Velde a alors vacciné un cheval simultanément avec les deux streptocoques A et P et a vu que le sérum obtenu était efficace contre chacun des deux microbes pris séparément ou contre les deux à la fois.

L'auteur conclut de ses expériences qu'un sérum donné est très actif contre le streptocoque qui a servi à l'immunisation de l'animal, et ne l'est que peu ou même pas du tout contre une autre variété de streptocoques. « Il est donc indiqué, dit-il, d'mmuniser les animaux simultanément avec plusieurs variétés de streptocoques; c'est ce qu'il appelle *le sérum antistreptococcique polyvalent*.

Accessoirement, van de Velde a essayé le sérum de Marmorek contre son streptocoque A ; il le trouve dénué de toute action. Bien plus, ayant essayé de reproduire les expériences de Marmorek, il n'a pas pu immuniser le lapin avec le sérum de Marmorek contre le streptocoque de cet auteur, même en injectant des doses de sérum vingt-cinq fois plus fortes et des doses de streptocoques mille fois moins fortes que ne l'indique Marmorek. Ces expériences rappellent celles de Pétruschky.

Van de Velde accuse, en outre, le sérum antistreptococcique de Marmorek de contenir des streptocoques vivants et virulents ; deux flacons sur quatre contenaient des streptocoques visibles, cultivables et pouvant tuer le lapin par inoculation.

Enfin il a étudié le pouvoir agglutinant du sérum antistreptococcique sur différents streptocoques. Les différences ont été aussi considérables que pour l'immunisation : un sérum agglutine certains streptocoques et ne fait rien sur d'autres. Van de Velde, admettant l'unité de l'espèce streptocoque pyogène, conclut de ses recherches que le phénomène de l'agglutination ne peut servir de critérium à l'espèce microbienne. Il ajoute qu'il y aurait peut être là un moyen de savoir si le streptocoque d'une affection humaine donnée est justiciable du sérum que l'on possède.

Telles sont les très intéressantes expériences de M. van de Velde. En somme, la question, extrêmement embrouillée, peut se résumer de la façon suivante :

Marmorek, tenant pour l'unité du streptocoque, fournit un sérum obtenu avec une variété de streptocoques qui ne fait pas d'érysipèle sur le lapin et le croit efficace contre tous les streptocoques.

Koch, Pétruschky, van de Velde prétendent que le sérum de Marmorek, non seulement n'a pas de valeur contre tous les streptocoques, mais n'immunise même pas le lapin contre le streptocoque de Marmorek.

Méry, J. Courmont confirment, au contraire, les résultats de Marmorek en tant que son sérum immunise contre le streptocoque de cet auteur.

J. Courmont n'est pas partisan de l'unité des streptocoques et distingue ceux qui font de l'érysipèle chez le lapin et ceux qui n'en font pas, le streptocoque de Marmorek appartenant à cette dernière variété, et il refuse au sérum de Marmorek un pouvoir immunisant contre le streptocoque de l'érysipèle, faisant de l'érysipèle sur le lapin.

Van de Velde, tout en tenant pour l'unité de l'espèce streptocoque, dans laquelle il range aussi bien les microbes qui ne font pas d'érysipèle sur le lapin, tels que ceux de Belfanti et de Marmorek, que ceux qui en font, démontre que le sérum actif contre une variété de streptocoques, ne l'est pas forcément contre une autre. Les travaux de cet auteur ne tendent à rien moins qu'à rendre à peu près inapplicable l'emploi du sérum antistreptococcique dans les affections humaines.

Remarquons cependant que les variétés de streptocoques expérimentées par M. van de Velde proviennent toutes d'affections différentes. C'est ainsi qu'il n'a pas montré qu'un sérum obtenu à l'aide de streptocoque d'érysipèle soit inefficace contre un streptocoque retiré également d'érysipèle.

Tout récemment M. Lemoine[1] a apporté des faits

[1] Lemoine, Streptocoques de l'érysipèle influencés par le sérum de Marmorek (*Société de biologie*, 23 octobre 1897).

contradictoires. Il admet « l'identité des diverses espèces microbiennes streptococciennes retirées de l'organisme humain dans les affections différentes ». Il a isolé 4 streptocoques de 4 cas d'érysipèle humain, ces 4 streptocoques injectés au lapin ont produit un érysipèle qui a paru moindre chez les animaux qui avaient reçu en même temps que le microbe du sérum de Marmorek. Toutes les expériences ont été faites avec d'assez fortes doses de sérum (2 centimètres cubes par kilogramme) et l'injection du microbe à la base de l'oreille. Aucune injection n'a été faite dans le sang. Les lapins immunisés ont présenté des plaques érysipélateuses, mais qui ont paru moins graves que chez les témoins. Il semblerait donc de par ces expériences que le sérum de Marmorek peut avoir une certaine influence immunisante contre certains streptocoques de l'érysipèle.

M. J. Courmont[1] a répondu à la note précédente en s'appuyant sur de nouvelles expériences faites avec le sérum de Marmorek et les streptocoques de M. Lemoine. Ces expériences sont celles qui sont relatées au chapitre IV, elles concordent avec les expériences précédentes de M. J. Courmont.

Tel est actuellement l'état de la question du sérum antistreptococcique. Nous voulons, dans ce travail, rapporter *in extenso* la plupart des expériences sur cette question, pour lesquelles nous avons été l'assistant de M. Courmont, au Laboratoire de médecine expérimentale de la Faculté de Lyon pendant les années 1896 et 1897.

[1] J. Courmont, Nouvelles expériences montrant que le sérum de Marmorek n'immunise pas le lapin contre les streptocoques de l'érysipèle (*Société de Biologie*, 11 décembre 1897).

CHAPITRE II

Expériences de M. J. Courmont démontrant que le sérum de Marmorek immunise contre le streptocoque du même auteur.

Dans son mémoire, Marmorek, injectant à des lapins de 1500 grammes environ des doses de sérum variant entre 0 cc. 1 et 0 cc. 2, douze à dix-huit heures avant l'injection d'une dose de son streptocoque dix fois mortelle (1 millionième de centimètre cube), dit voir les vaccinés survivre. Ces derniers avaient donc été préservés par une quantité de sérum égale à la sept millième partie de leur poids.

On a vu dans notre historique que ces résultats ont été contestés par Pétruschky et par van de Veld, confirmés au contraire par Mery et Lorrain et J. Courmont. Voici les expériences de J. Courmont au laboratoire de Lyon :

Deux sérums ont été utilisés : le sérum de Marmorek sérum de l'Institut Pasteur (portant la date du 10 juillet 1896) et le sérum d'une jument immunisée au laboratoire de Lyon (saignée du 5 novembre 1896). Ces deux sérums seront désignés sous le nom de *sérum de Marmorek* et *sérum d'après Marmorek*. Le streptocoque employé est un échantillon du streptocoque de Marmorek, dont la virulence entre nos mains s'est trouvée telle qu'une dose de 1 millionième de centimètre cube injectée dans le sang entraînait une mort certaine.

Expérience I. — 22 février 1897. — Six lapins de 2 kilogrammes environ sont divisés en trois lots :

Lot A = 2 lapins témoins.

Lot B = 2 lapins immunisés avec le sérum de Marmorek.

Lot C = 2 lapins immunisés avec notre sérum d'après Marmorek.

Les doses de sérum injectées ont été de 1 centimètre cube et demi, pour chaque lapin, sous la peau de la cuisse, dix minutes avant l'inoculation virulente. Les six lapins reçoivent en même temps dans la veine marginale de l'oreille chacun 1/10,000 de centimètre cube de notre culture, soit une dose 100 fois mortelle, à 5 h. 30 du soir.

23 février. — Les deux lapins témoins meurent, l'un à 3 h. 5, l'autre à 3 h. 30, soit en vingt-deux heures environ.

Autopsie. — Violente congestion de l'intestin, liquide sanguinolent dans le péritoine et le péricarde. Rate énorme. Matières fécales liquides. Chez l'un d'eux, le liquide péritonéal est excessivement abondant.

Les quatre lapins vaccinés sont vifs, présentant une légère élévation de température : 39°8 à 40 degrés.

24 février. — Les quatre vaccinés vont bien. A 8 heures du matin, leur température varie entre 38°8 et 40°1. A 4 h. 30 du soir, leur température s'est abaissée à 38°6 et 38°8.

1er mars. — Mort de deux lapins, un du lot B et un du lot C.

Autopsie des deux lapins. Rate très grosse. Congestion généralisée. Ascite sanguinolente considérable.

4 mars. — Les deux survivants vont bien. T. = 38°0 et 38°8.

10 mars. — On a sacrifié le survivant du lot B. A l'autopsie, aucune lésion, la rate est petite.

5 avril. — On a sacrifié le dernier survivant, celui du lot C ; il

est maigre, mais, à l'autopsie, on ne trouve aucune lésion, la rate est petite.

L'expérience précédente peut se schématiser ainsi :

Lot A) témoins : mort en 22 heures.
Lot B) 1 mort en 150 heures.
1 survie indéfinie.
Lot C) 1 mort en 150 heures.
1 survie indéfinie.

Cette expérience prouve sans contestation possible :

1° Que le sérum de Marmorek peut immuniser très solidement le lapin contre une dose cent fois mortelle du streptocoque du même auteur ;

2° Que le sérum de la jument immunisée au laboratoire de Lyon avait un pouvoir préventif égal à celui du sérum de l'Institut Pasteur.

Cette expérience est d'une telle netteté que nous n'avons pas jugé utile de la recommencer, d'autant plus que les deux témoins sont morts dans le temps réglementaire, que nous connaissons être celui des lapins inoculés avec l'échantillon de streptocoque.

En vingt mois, J. Courmont a inoculé au laboratoire de Lyon 117 lapins avec le même échantillon de streptocoque de Marmorek ; aucun lapin n'a survécu ; tous sont morts dans les vingt-quatre heures. L'expérience précédente comporte donc en réalité, non seulement deux témoins, mais plus de cent témoins.

L'expérience susdite est la seule qui ait été faite dans le but précis de comparer la valeur du sérum de Marmorek vis-à-vis de son streptocoque, mais elle n'arrive en réalité que pour confirmer une fois de plus toutes les expériences faites laboratoire depuis la fin de 1895 (expériences consignées audans les registres, mais qu'il serait trop long de reproduire). En effet le sérum des animaux X et X qui était livré par nous aux hôpitaux de Lyon, c'est-à-dire le même sérum que celui qui a été employé plus haut comparativement à celui de Marmorek a été essayé après chaque saignée vis-à-vis du streptocoque de Marmorek, par les différentes méthodes indiquées. Le sérum de ces animaux avait été reconnu doué des mêmes propriétés que le sérum de l'Institut Pasteur.

M. J. Courmont savait donc bien en commençant ses expériences que le sérum de Marmorek (Institut Pasteur) ou le sérum obtenu par lui à Lyon (sérum d'après Marmorek) était doué d'un pouvoir immunisant, certain et considérable vis-à-vis du streptocoque de Marmorek. L'expérience susdite n'avait d'autre but que de confirmer ces faits avec le même flacon de sérum qui devait servir aux expériences instituées avec le streptocoque de l'erysipèle.

Nous conclurons donc que les expériences de Petruschky et de van de Velde, ont dû avoir une cause d'erreur venant, soit du choix du sérum, soit du choix de l'échantillon de streptocoque.

CHAPITRE III

Expériences de J. Courmont, démontrant que le sérum de Marmorek (ou d'après Marmorek) n'immunise pas le lapin contre le streptocoque de l'érysipèle.

Dans ses travaux, Marmorek, confiant dans l'unité de l'espèce streptocoque pyogène de l'homme, avait indiqué l'emploi de son sérum dans toutes les affections à streptocoques et spécialement dans l'érysipèle.

M. J. Courmont démontre que ce sérum, ou le sérum fabriqué à Lyon avec l'échantillon du streptocoque de Marmorek, n'immunise pas le lapin contre un échantillon de streptocoque pyogène puisé directement dans un érysipèle. Pour ces expériences, les sérums ont été puisés dans les *mêmes flacons* que pour les expériences rapportées au chapitre précédent. Quant au streptocoque, il fut choisi dans un groupe de 5 streptocoques retirés directement de phlyctènes érysipélateuses de l'homme et n'ayant pas passé ou n'ayant passé qu'une fois par l'organisme du lapin. Celui qui fut choisi était le plus virulent ; il tuait au début le lapin en quarante-huit heures à la dose de 1/4 de centimètre cube injecté dans le sang, et injecté à la base de l'oreille engendrait à l'oreille un érysipèle typique.

Ce streptocoque sera désigné sous le nom de streptocoque A ;

il fut exalté dans la suite par des passages successifs chez le lapin ; on le retrouvera plus loin. C'est également lui qui fut injecté en dernier lieu à la jument du chapitre V, mais postérieurement aux injections de streptocoque de Marmorek.

Expérience 2. — 18 février 1897. — Six lapins de 2 kilogrammes sont divisés en trois lots :

Lot A = 2 témoins.

Lot B = 2 animaux immunisés avec le sérum de Marmorek.

Lot C = 2 animaux immunisés avec le sérum d'après Marmorek.

Le sérum est puisé dans le *même* flacon que dans l'expérience du chapitre précédent. Les doses de sérum injecté sont de 1 centimètre et demi (comme dans cette expérience) sous la peau de la cuisse, dix minutes avant l'inoculation virulente. A 5 h. 30, tous les six reçoivent, dans la veine auriculaire, 2 centimètres cubes de culture de streptocoque. A, premier passage par le lapin, 4e génération âgée de trois jours. Cette culture s'est trouvée très peu virulente, condition favorable à la défense de l'organisme et principalement à l'immunisation.

19 février. — 4 heures du soir, les 6 lapins sont simplement tristes. Température rectale = 40°9 et 41°3 pour les témoins, 41°2 et 41°6 pour les lapins du lot C et 39°2 et 39°9 pour les lapins du lot B.

20 févier. — Les six lapins sont également malades et ne mangent pas.

Température des témoins = 40°4 et 41°1.

Température du lot B = 40°1 et 40°9.

Température du lot C = 40°4 et 40°8.

Mort d'un lapin du lot B vers 11 heures du soir, soit en cinquante-quatre heures.

Autopsie. — Matières fécales liquides. Rate petite. Ni ascite, ni péricardite sanguinolente. Rien au reins. Aucune lésion visible. Le sang du cœur fournit des cultures pures de streptocoque.

21 février. — Mort vers 11 heures du soir d'un lapin du lot C, soit en soixante-dix-huit heures environ.

Autopsie. — Aucune lésion apparente. Rate ordinaire. Pas d'épanchement sanguinolent dans les séreuses. Matières fécales liquides. L'ensemencement du sang du sang du cœur donne des cultures pures de streptocoques.

22 février. — Les survivants sont très malades et ne mangent pas. Les témoins ont 40°8 et 38°0, ce dernier étant le plus malade (abaissement thermique de la dernière période). Le lapin du lot B a 41°1, celui du lot C 39°0.

23 février. — Le témoin qui avait hier 38°0 est trouvé froid ce matin, il est mort en 102 heures environ.

Autopsie. — Aucune lésion visible, pas de congestion, pas de liquide dans le péritoine, ni dans le péricarde. Rate petite.

A 1 heure du soir, mort du survivant du lot C, soit en 115 heures.

Autopsie. — Aucune lésion apparente, pas de congestion, pas de liquide dans le péritoine, ni dans le péricarde. Rate petite.

Les deux survivants ont, le témoin, 40 degrés, et celui du lot B, 40°5.

24 février. — Lapin A, 40°3 ; lapin B, 40°4.

27 février. — Mort du dernier lapin vacciné (lapin du lot B) ; il meurt à 4 heures, avec des convulsions et une température rectale de 35°8. Il a survécu 210 heures.

Autopsie. — Aucune lésion apparente, rate normale, pas d'épanchement dans les séreuses.

1er mars. — Le témoin paraît agonisant, il y a 40 degrés à 6 heures du soir.

2 mars. — Même état. Paraplégie. T. = 38 degrés à 3 heures

3 mars. — Mort à 1 heure, soit en 308 heures environ.

Autopsie. — Aucune lésion visible, rate petite, matières fécales liquides, paralysie de la vessie.

En résumé, le premier lapin mort est un immunisé avec le sérum de Marmorek ; le deuxième est un lapin immunisé avec le sérum d'après Marmorek; le dernier survivant est un témoin. Si nous additionnons les heures de survie, nous obtenons le tableau suivant :

1° Lapins du lot A (témoins) ont vécu à eux deux . 410 heures.
2° Lapins du lot B (immunisés avec le sérum de Marmorek) . . . . 270 —
3° Lapins du lot C (immunisés avec le sérum d'après Marmorek). . . . . 193 —

Les immunisés par le sérum de Marmorek ou d'après Marmorek ont donc survécu à peu près la moitié moins que les témoins à l'inoculation virulente. *Le sérum a été nettement favorisant.*

Dans l'expérience suivante, le streptocoque A était plus virulent.

Expérience 3. — 2 mars 1897. — 4 lapins sont divisés en deux lots
Lot A — 2 témoins ;
Lot B — 2 immunisés.

Les deux lapins du lot B reçoivent sous la peau de la cuisse, dix minutes avant l'inoculation virulente, 1 centimètre cube et demi du sérum de Marmorek, appartenant au même flacon que dans les expériences précédentes. A 5 heures du soir les quatre animaux reçoivent, dans la veine auriculaire, 3 centimètres cubes de culture de streptocoque A, deuxième passage, quatrième génération âgée de trois jours.

3 mars. — On trouve les quatre animaux morts, froids le matin. Rien à l'autopsie, sauf des matières fécales liquides ; pas de congestion, pas d'épanchement dans les séreuses. Rate petite.

Cette deuxième expérience est aussi catégorique que la première ; le sérum de Marmorek ou d'après Marmorek n'a pas immunisé les lapins.

Il en a été de même dans une expérience où l'injection

a été faite dans le péritoine, mais le résultat a été moins net, un des immunisés ayant pris une arthrite suppurée à streptocoques au niveau d'une fracture récente de la patte. Les autopsies ont montré une superbe péritonite pseudo-membraneuse.

Dans ses expériences, M. J. Courmont s'est toujours servi pour l'inoculation d'épreuve de la voie sanguine ou péritonéale, ainsi qu'il l'avait fait pour éprouver le streptocoque de Marmorek (chapitre II) ; il ne s'est jamais servi de la production d'érysipèle chez le lapin, estimant que l'injection avec lésion locale est moins démonstrative que celle par injection générale. En effet, lorsqu'on inocule dans le sang un lot de lapins, avec la même dose de la même culture, tous meurent et dans un temps sensiblement égal ; si l'injection est faite à la base de l'oreille on voit de grandes inégalités dans le développement de l'érysipèle qui est tantôt léger et tantôt grave avec phlyctènes et élimination d'une partie de l'oreille. Bien plus, au hasard de l'inoculation, certains animaux meurent avec des streptocoques dans le sang et les autres survivent. Il est donc impossible d'avoir des lots comparatifs, et ce n'est pas une bonne méthode pour éprouver la valeur des sérums.

Les précédentes expériences sont celles qui avaient fait la base de la communication de M. J. Courmont, du 13 mars 1897, à la Société de biologie.

Comme nous l'avons vu, M. Lemoine dans sa note du 23 octobre 1897, ayant annoncé qu'il avait obtenu un certain degré d'immunisation du lapin contre quatre streptocoques retirés d'érysipèle, J. Courmont le pria de vouloir bien lui envoyer quelques échantillons du sérum employé par lui et de ses streptocoques. Avec une extrême obligeance

M. Lemoine voulut bien lui envoyer des échantillons de streptocoques et quatre flacons de sérum de Marmorek portant la marque de l'Institut Pasteur et les dates des 6 février et 5 juillet 1897. Sur les trois échantillons de streptocoques envoyés, deux seulement ont été employés : ce sont les streptocoques Pac... du troisième cas de M. Lemoine et Ber.... du quatrième cas.

Les expériences suivantes suscitées par la communication de M. Lemoine, véritables expériences de contrôle, ont été faites avec le programme suivant :

1° Vérifier l'action du sérum de l'Institut Pasteur avec le streptocoque A de M. J. Courmont pour voir si les propriétés de ce sérum ne s'étaient pas modifiées dans le temps, par l'inoculation par exemple aux chevaux de l'Institut Pasteur de cultures de nouvelles espèces de streptocoques.

2° Les expériences précédentes ayant confirmé les premiers résultats de M. J. Courmont, vérifier les expériences de M. Lemoine en essayant le même sérum contre les deux espèces de streptocoque de M. Lemoine.

Voyons d'abord les expériences du premier groupe.

Expérience 4. — 4 novembre 1897. — 4 lapins de 2 kg. 300 environ reçoivent à 6 heures du soir, dans le sang, 1 centimètre cube 5 d'une culture de streptocoque A de l'érysipèle, du vingt-septième passage, troisième génération, du 20 octobre.

Deux animaux témoins ne reçoivent aucune injection immunisante, les deux autres reçoivent sous la peau de la cuisse immédiatement avant l'injection virulente, l'un 1 cent. cube et demi (dose identique à celle qui immunise les lapins contre le streptocoque de Marmorek, dans les expériences du chapitre précédent) du sérum de l'Institut Pasteur, l'autre 5 centimètres cubes du même sérum.

5 novembre. — On trouve morts froids les deux immunisés et un des témoins. L'autopsie montre simplement de la congestion généralisée ; aucun épanchement séreux des rates moyennes, sauf chez l'immunisé par 5 centimètres cubes, où la rate est grosse. Le sang du cœur fournit des cultures pures. Le deuxième témoin est mourant à 7 heures du soir.

6 novembre. — Le deuxième témoin est trouvé mort de froid ; il a dû mourir vers 9 heures du soir. Il présente de la congestion généralisée et un léger exsudat pseudo-membraneux dans le péritoine. Le sang donne des cultures pures de streptocoque.

Cette expérience est absolument confirmative de celle citée plus haut ; non seulement le sérum n'a pas été immunisant mais il a paru plutôt *favorisant*.

Voici une autre expérience concordante :

Expérience 5. — 6 novembre 1897. — 2 lapins de 2 kg. 500 et 2 kg. 700. Le plus gros reçoit sous la peau de la cuisse, immédiatement avant l'inoculation virulente, 4 centimètres cubes du sérum de l'Institut Pasteur (6 février et 5 juillet 1897). Tous deux reçoivent dans le sang, à 6 heures du soir, 3/4 de centimètre cube d'une culture du streptocoque A de l'érysipèle vingt-septième passage, cinquième génération, âgée de 48 heures.

7 novembre. — L'immunisé est trouvé mort froid à 7 heures du matin. A l'autopsie, uniquement de la congestion, de la diarrhée et une rate moyenne. Le sang du cœur donne des cultures pures de streptocoque. Le témoin ne meurt qu'à 11 heures du matin. A l'autopsie, uniquement de la congestion et une rate assez grosse. Le sang du cœur donne des cultures pures de streptocoque.

Le sérum de l'Institut Pasteur envoyé par M. Lemoine est donc plutôt favorisant qu'immunisant vis à-vis du streptocoque de l'érysipèle A injecté dans le sang.

Voyons maintenant son effet sur le même streptocoque injecté de façon à produire de l'érysipèle.

Expérience 6. — 2 lapins de 2 kg. 500 et 2 kg. 700. Le plus gros reçoit, immédiatement avant l'inoculation virulente, 4 centimètres cubes de sérum des mêmes flacons que dans l'expérience précédente, sous la peau de la cuisse. Tous deux reçoivent sous la peau de la base de l'oreille, à 6 heures du soir, chacun 1/2 centimètre cube de la même culture que dans l'expérience précédente.

7 novembre. — Tous deux ont un érysipèle léger de la base de l'oreille, dès 11 heures du matin. Le soir, l'érysipèle est un peu plus étendu chez l'immunisé.

8 novembre. — A 5 heures du soir, l'immunisé présente un bel érysipèle de presque toute l'oreille qui est tombante. Le témoin n'a qu'un érysipèle discret de la base de l'oreille. Cette différence est bien constatée par M. le professeur Arloing.

9 novembre. — Les deux lapins sont trouvés morts froids à 7 heures du matin. L'érysipèle de l'immunisé est incomparablement plus épais et plus étendu que celui du témoin ; il offre un assez grand nombre de phlyctènes. A l'autopsie, petite rate, congestion généralisée. Le sang du cœur donne des cultures pures.

Cette expérience montre que le sérum de Marmorek n'est pas plus immunisant vis-à-vis du streptocoque de l'érysipèle faisant de l'érysipèle que vis-à-vis du streptocoque de l'érysipèle injecté de sang.

Mais sont-ce là des expériences ne pouvant réussir qu'avec le streptocoque A ? Voyons celles qui ont été faites avec les streptocoques Lemoine.

Expérience 7. — 10 novembre 1897. — Deux lapins de 2 kg. 500. L'un d'eux reçoit immédiatement avant l'inoculation virulente, sous la peau de la cuisse 5 centimètres cubes du sérum de l'Institut Pasteur du 5 juillet 1897. Tous deux reçoivent à 6 heures du soir dans le sang 5 centimètres cubes d'une culture du streptocoque Lemoine Pac... faite en bouillon-sérum et âgée de six jours.

20 novembre. — Les deux lapins se portent très bien. Ils sont sacrifiés et ne permettent aucune lésion à l'autopsie. Leurs rates sont de grosseur moyenne.

Cette expérience prouve simplement que le streptocoque Pac... est trop peu virulent pour tuer le lapin, injecté dans le sang à la dose de 5 centimètres cubes. Il a fallu alors chercher simplement à produire de l'érysipèle.

Expérience 8. — 10 novembre 1897. — Trois lapins de 2 kg. 500 L'un d'eux reçoit sous la peau de la cuisse immédiatement avant l'inoculation virulente 5 centimètres cubes du même sérum que dans l'expérience précédente. Tous trois reçoivent à 6 heures du soir, sous la peau de la base de l'oreille, 2 centimètres cubes de la même culture que dans l'expérience précédente.

11 novembre.—Les trois lapins ont un début d'érysipèle. Chez un des témoins, il est à peine marqué ; chez l'autre témoin, il est au contraire déjà développé aux trois quarts de l'oreille. L'érysipèle de l'immunisé tient le milieu, entre les deux, à peine plus développé que celui du premier témoin.

12 novembre. — Les deux animaux ayant un érysipèle léger sont dans le même état qu'hier. L'autre témoin a un érysipèle complet de toute l'oreille.

15 novembre. — Les trois lapins ont l'oreille tombante avec de beaux érysipèles, le plus intense et le plus léger appartenant toujours aux deux témoins.

16 novembre. — On trouve mort froid le matin l'immunisé.

Superbe érysipèle de l'oreille avec phlyctènes suintantes. A l'autopsie, la rate est grosse, la congestion généralisée, il n'y a pas d'épanchement des séreuses. *Le sang du cœur donne des cultures pures.*

On note toujours une différence entre les deux témoins : l'un ayant un érysipèle superbe et l'autre un érysipèle des plus moyens.

24 novembre. — Les deux survivants vont très bien, l'un sans aucune trace d'inoculation, l'autre avec des cicatrices de l'oreille, traces de son érysipèle guéri.

20 novembre. — Ils sont sacrifiés; l'autopsie est négative pour le premier. Par contre, on trouve une très belle pleurésie purulente chez celui qui présentait des cicatrices de l'oreille.

Cette expérience est complètement en désaccord avec celles de Lemoine, bien qu'absolument calquée sur les siennes. Au point de vue de l'intensité de l'érysipèle, l'immunisé est placé entre les deux témoins; il est en tout cas mort en six jours *avec streptocoques dans le sang*, tandis que les témoins ont survécu et guéri. Il importait d'essayer la même expérience avec un autre échantillon des streptocoques de Lemoine.

Expérience 9. — 15 novembre 1897. — Deux lapins de 2 kg. 500. L'un d'eux reçoit sous la peau de la cuisse, immédiatement avant l'inoculation virulente, 5 centimètres cubes de sérum de l'Institut Pasteur (5 juillet 1897). Tous deux reçoivent à 5 heures du soir sous la peau de la base de l'oreille 5 centimètres cubes d'une culture en bouillon-sérum du streptocoque Lemoine Ber...

16 novembre. — Les deux lapins ont un léger érysipèle de la base de l'oreille; celui du témoin paraît un peu plus faible.

17 novembre. — L'érysipèle de l'immunisé, quoique très léger, a quelque peu augmenté, celui du témoin est à peine sensible.

18 novembre. — L'érysipèle est à peine sensible chez les deux animaux.

20 novembre. — On trouve ce matin mort froid l'immunisé. Aucune lésion à l'autopsie. *L'ensemencement du sang du cœur donne une culture pure de streptocoque* qui, inoculée dans le sang du lapin à la dose de 10 centimètres cubes, le tue en quelques heures.

le sait, a vis-à-vis du streptocoque de Marmorek la même puissance que le sérum de Marmorek lui-même.

Expérience 10. — 29 novembre 1897. — Quatre lapins de 1500 à 2000 grammes. Deux reçoivent sous la peau de la cuisse, immédiatement avant l'inoculation virulente, 5 et 8 centimètres cubes de sérum d'après Marmorek. Tous les quatre reçoivent dans le sang 2 centimètres cubes d'une culture du streptocoque Lemoine Ber... 3e passage, 1re génération, du 27 novembre, à 6 heures du soir.

30 novembre. — A 7 heures du matin, les quatre animaux sont trouvés morts froids. Rien à l'autopsie ; rate moyenne. *L'ensemencement du cœur donne des cultures pures.*

Dans les expériences suivantes les doses de sérum ont été augmentées et celles de virus diminuées.

Expérience 11. — 30 novembre 1897. — Quatre lapins de 3 kilogrammes. Deux reçoivent, immédiatement avant l'inoculation virulente, sous la peau de la cuisse, 15 centimètres cubes de sérum d'après Marmorek (sérum du 5 novembre 1896, le même que dans l'expérience précédente). Tous les 4 reçoivent à 6 heures du soir dans le sang 1 centimètre cube d'une culture de streptocoque Lemoine Ber... 3e passage, 2e génération, du 20 novembre.

1er décembre. — A 7 heures du matin, les quatre animaux sont trouvés morts froids. Autopsie négative.

Expérience 12. — 6 décembre 1897. — Quatre lapins de 2 kil. 500 sont divisés en deux lots. Chaque lapin du lot A reçoit sous la peau de la cuisse, immédiatement avant l'inoculation virulente 15 centimètres cubes de sérum d'après Marmorek (5 novembre 1896). Les quatre lapins reçoivent dans le sang chacun 1/4 de centimètre cube de streptocoque Lemoine Ber... 5e passage, 2e génération, du 5 décembre, à 4 heures du soir.

7 décembre. — A 7 heures du matin, les quatre animaux sont trouvés morts froids. Aucune lésion appréciable à l'autopsie.

Ces trois expériences ne donnent pas des résultats bien précis, puisqu'on ne sait pas quels animaux sont morts les premiers. Elles démontrent cependant d'une façon absolue que le sérum de Marmorek, à la dose de 5 centimètres cubes par kilogramme d'animal, est incapable d'amener une survie appréciable des animaux inoculés dans le sang avec un des streptocoques exaltés de M. Lemoine. Elles démontrent aussi que le streptocoque se retrouve dans le sang de ces animaux avec toute sa virulence.

Nous conclurons donc des expériences relatées dans ce chapitre, que le sérum de Marmorek n'immunise pas contre les streptocoques retirés de l'érysipèle humain, mais qu'il parait, au contraire, doué de propriétés prédisposantes.

CHAPITRE IV

Expériences de J. Courmont tendant à différencier le streptocoque de Marmorek du streptocoque de l'érysipèle.

Les expériences des chapitres précédents ayant démontré la différence d'action du sérum de Marmorek sur le streptocoque de cet auteur et sur différents streptocoques de l'érysipèle, M. J. Courmont s'est attaché à démontrer, par l'étude des différents caractères, que ces deux microbes appartiennent à deux espèces différentes ou tout au moins peuvent facilement se différencier l'un de l'autre.

La question de l'unité des streptocoques pathogènes pour l'homme a subi les phases les plus diverses. On peut dire que néanmoins, à l'heure actuelle, la grande majorité des bactériologistes penchent pour l'unité.

Les expériences suivantes vont démontrer que le streptocoque de Marmorek n'est pas un streptocoque *pyogène*, ce qui d'ailleurs est parfaitement conciliable avec l'opinion précédente, puisque le streptocoque de Marmorek provient de la surface d'une amygdale et que rien ne prouve qu'il soit pathogène pour l'homme. Nous ne cherchons donc pas à démontrer la pluralité des espèces pathogènes pour l'homme, bien que cette pluralité soit extrêmement probable; nous insistons bien sur le programme de ce chapitre qui est le suivant : *le streptocoque de Marmorek n'appartient pas à la même espèce ou variété microbienne que celui de l'érysipèle.*

Nous laisserons complètement de côté dans cette étude comparative les variétés morphologiques des cultures des streptocoques. En effet, rien n'est plus variable que la morphologie du streptocoque pyogène. Certains échantillons sont en longues chainettes enchevêtrées et ne troublent pas le bouillon; d'autres sont en courtes chaînettes et troublent le bouillon. Les uns se colorent bien par toutes couleurs d'aniline et spécialement par la méthode de Gram; d'autres se colorent assez mal. Les uns ne poussent pas du tout sur gélatine; d'autres donnent des colonies à peine visibles; d'autres enfin poussent très abondamment. C'est ainsi que notre streptocoque A pousse abondamment sur gélatine, tandis que le streptocoque Pac.., de M. Lemoine pousse modérément et que le streptocoque Ber... du même auteur ne pousse à peu près pas.

Bien plus, si l'on considère un échantillon pris en particulier dans la suite de ses générations successives et de ses passages par le lapin, on observe la plus grande variabilité de caractères. Tel streptocoque qui poussait en longues chainettes en ne troublant pas le bouillon, donnera brusquement des cultures très épaisses composées de courtes chainettes ou de grains isolés. C'est le cas, par exemple, de notre streptocoque A; dès le début, il troublait le bouillon, mais était composé uniquement de chainettes de longueur moyenne atteignant quelquefois jusqu'à cinquante ou soixante éléments se colorant très bien. Au bout d'un certain nombre de passages par le lapin, les chaînettes se sont progressivement raccourcies et actuellement la plupart des cultures en bouillon-sérum offrent au microscope des grains isolés, et çà et là seulement quelques courtes chaînettes de deux ou trois éléments. Il serait absolument impossible de soupçonner un streptocoque dans les préparations d'une culture provenant du sang de lapin, de trentième passage. Parfois même ces grains se colorent très mal; il ne s'est cependant glissé aucune impureté, car il est possible, sans qu'on puisse le faire à coup sûr, de redonner au streptocoque A sa forme en chaînettes et même d'obtenir des cultures ne troublant pas le bouillon. C'est ce qui arrive dans certaines cultures provenant non pas du sang du lapin, mais de la sérosité de l'érysipèle; ces cultures perdent très rapidement ce caractère de chaînettes.

Il faut donc renoncer à distinguer les streptocoques par les caractères des cultures. Disons néanmoins que pendant les deux ans où le streptocoque de Marmorek a été cultivé au Laboratoire de Lyon, il a paru beaucoup plus fixe dans sa morphologie que le streptocoque de l'érysipèle; malgré les innombrables passages par le lapin, sa forme en chaînettes s'est toujours maintenue et le bouillon n'a presque jamais été troublé. Il ressort des lignes précédentes qu'il faut s'adresser aux effets pathogènes des streptocoques pour les distinguer les uns des autres.

Et tout d'abord nous avons vu au chapitre II quelle virulence peut atteindre le streptocoque de Marmorek; sans avoir jamais observé personnellement une virulence aussi grande de cet échantillon que celle notée par Marmorek; nous pouvions cependant tuer à coup sûr le lapin en quelques heures par l'inoculation de 1/100000ᵉ de centimètre cube. Peut-on exalter à ce point, un streptocoque puisé dans l'érysipèle de l'homme? J. Courmont a tenté de le faire, et le streptocoque A dont il est question dans tout ce mémoire, est à l'heure actuelle à son trentième passage par le lapin en l'espace de dix mois. Les passages de lapin à lapin ont été faits soit par l'intermédiaire de cultures provenant directement du sang du cœur, soit par l'injection directe du sang de l'animal précédent à l'animal suivant. Les inoculations ont été faites le plus souvent dans le sang, quelquefois sous la peau de la cuisse. Nous donnons les détails de ces passages dans le tableau ci-contre, toutes les cultures en ont été faites en bouillon-ascite et proviennent du sang du lapin précédent. Elles ont toujours été reconnues pures avant l'injection. Une seule fois, après le 7e passage, elles étaient contaminées par un bacille. On se débarrassa de ce dernier en faisant de l'érysipèle et en ensemençant les phlyctènes sur le vivant.

Beaucoup d'autres lapins ont été inoculés qui ne figurent pas sur le tableau et qui ont été inoculés avec des doses plus faibles pour connaitre le maximum de virulence. C'est du dixième au quinzième passage que les cultures ont atteint leur virulence maxima ; elles tuaient le lapin en six à vingt heures à la dose de 1/24e de centimètre cube. Il a été impossible d'atteindre un chiffre supérieur.

On a vu au Chapitre III (page 47) que 5 passages par le lapin avaient exalté un des streptocoques de Lemoine au point que 1/4 de c. c. dans le sang tuait le lapin en quelques heures.

Une première différence a donc l'air de se détacher de ces expériences ; c'est qu'il est difficile, sinon impossible, de rendre le streptocoque de l'érysipèle aussi virulent que celui de Marmorek par des passages successifs chez le lapin.

Passages	DATES 1897	LIEU D'INOCULATION	NATURE de L'INOCULATION	DOSE INOCULÉE	DURÉE DE SURVIE
1re	4 février	Sous-cutanée	Culture 1re génération	1/4 c. c.	47 heures
2me	15 février	Sang	Culture 4me génération	2 c. c.	48 heures
3me	5 mars	Sous-cutanée	Culture 9me génération	4 c. c.	3 jours et demi
4me	20 mars	Sang	Sang+culture 3me gén.	9 c. c.	30 heures
5me	31 mars	Sang	Sang+culture 4me gén.	3 c. c.	30 heures
6me	2 avril	Sang	Sang+culture 1re gén.	4 c. c.	10 heures
7me	3 avril	Sang	Sang	3 c. c.	36 heures
8me	5 avril	Sous-cutanée	Sang+culture 1re gén.	3 c. c.	3 jours et demi
9me	9 avril	Sous-cutanée	Sang	7 c. c.	50 heures
10me	12 avril	Sous-cutanée	Sang	5 c. c.	36 heures
11me	14 avril	Sous-cutanée	Sang	5 c. c.	12 heures
12me	15 avril	Sous-cutanée	Sang	4 c. c.	12 heures
13me	16 avril	Sous-cutanée	Sang	5 c. c.	20 heures
14me	23 avril	Sang	Culture 2me génération	1 c. c.	Moins de 12 h.
15me	29 avril	Sang	Culture 1re génération	1/8 c. c.	6 heures
16me	3 mai	Sang	Culture 1re génération	1/24 c. c.	30 heures
17me	7 mai	Sous-cutanée	Culture 1re génération	1/4 c. c.	36 heures
18me	25 mai	Sang	Culture 3me génération	1/4 c. c.	6 heures
19me	2 juin	Sous-cutanée	Culture 1re génération	1/10 c. c.	6 jours
20me	12 juin	Sang	Culture 2me génération	1/4 c. c.	Moins de 12 h.
21me	8 juillet	Sang	Culture 6me génération	1 c. c.	10 heures
22me	9 août	Sang	Culture 6me génération	1 c. c.	6 heures
23me	7 septem.	Sang	Culture 5me génération	5 c. c.	6 heures
24me	10 septem.	Sang	Culture 1re génération	1 c. c.	Moins de 12 h.
25me	13 septem.	Sang	Culture 1re génération	1/4 c. c.	30 heures
26me	1er octob.	Sang	Culture 3me génération	1 c. c.	2 jours
27me	5 octobre	Sous-cutanée	Culture 1re génération	1/4 c. c.	3 jours
28me	6 novemb.	Sang	Culture 5me génération	3/4 c. c.	Moins de 12 h.
29me	15 novemb.	Sang	Culture 2me génération	1/2 c. c.	21 heures
30me	22 novemb.	Sang	Culture 3me passage	1/3 c. c.	Moins de 12 h.

Mais ceci ne serait pas une différence suffisante pour distinguer deux espèces.

EFFETS PATHOGÈNES DU STREPTOCOQUE DE MARMOREK

Si l'on parcourt le mémoire de Marmorek, on voit que les lésions d'autopsie observées constamment par cet auteur chez le lapin sont les suivantes : congestion généralisée, grosse rate, épanchement sanguinolent dans le péricarde et le péritoine. Jamais il n'a obtenu ni érysipèle, ni suppuration, ni péritonite à fausses membranes.

Pendant vingt mois 117 lapins ont été inoculés au laboratoire de Lyon avec le streptocoque de Marmorek. Que les lapins aient été inoculés dans le sang, sous la peau de la cuisse ou de la base de l'oreille, dans le péritoine ; que la culture ait été très ou peu virulente ; que la dose ait été faible ou forte, nous avons toujours trouvé avec une fixité remarquable les caractères susdits observés par Marmorek : l'ascite sanguinolente était toujours assez abondante et s'écoulait au dehors à l'ouverture de l'abdomen, l'épanchement péricardique était toujours notable, la congestion intense, la rate toujours grosse.

On pouvait croire que ces caractères étaient ceux d'un microbe extrêmement virulent et que les lésions classiques qu'on obtient par le streptocoque de l'érysipèle n'avaient pas le temps de se produire. J. Courmont a alors atténué le streptocoque de Marmorek, pour obtenir des survies permettant l'édification des lésions. Pour atténuer le streptocoque de Marmorek, il suffit de plonger des tubes de culture pendant une à deux minutes dans un bain-marie chauffé à 51 degrés ; on arrive ainsi à obtenir des cultures qui ne tuent le lapin qu'en trois à dix jours à la dose de 1/4 de centimètre cube, c'est-à-dire des cultures moins virulentes que celles du streptocoque A de l'érysipèle employées dans les expériences similaires. Avec ces cultures atténuées, les lapins n'ont pas plus présenté les lésions classiques qu'on obtient avec le streptocoque de l'érysipèle qu'avec des cultures virulentes.

Expérience 3. — 5 avril 1897. — Un lapin de 2 kilogrammes reçoit sous la peau de la base de l'oreille (injection devant produire de l'érysipèle), 1/4 de centimètre cube d'une culture très virulente de streptocoque de Marmorek chauffée à plus de 51 degrés pendant une minute. Un autre lapin reçoit la même dose de la même culture dans le péritoine.

6 avril. — Les deux lapins sont bien portants. On note un léger point rouge à la base de l'oreille inoculée.

7 avril. — Les deux lapins vont bien; celui qui a reçu l'inoculation sous la base de l'oreille présente un peu d'inflammation, mais pas de véritable érysipèle; l'oreille n'est pas tombante, elle est très souple.

8 avril. — Les deux lapins sont mourants, leur température rectale = 35°8. Au niveau de l'oreille chez le premier, on ne note qu'un petite plaque rouge non œdémateuse et sans épaississement de l'oreille qui se tient droite ; en somme, pas d'érysipèle. L'animal inoculé dans le péritoine a de la diarrhée.

9 avril. — Les deux lapins meurent en même temps à 4 heures du soir avec une température rectale de 36°3. Pour l'animal inoculé à la base de l'oreille, il reste à peine un petit point rouge au lieu d'inoculation. A l'autopsie, rate petite, pas d'ascite, un peu de congestion de l'intestin. Le lapin qui a été inoculé dans le péritoine ne présente pas de péritonite, ni d'ascite.

En somme les deux lapins qui ont pu survivre quatre jours à l'inoculation du streptocoque de Marmorek atténué, n'ont présenté ni érysipèle ni péritonite pseudo-membraneuse, lésions qui auraient été fatales avec un streptocoque de l'érysipèle.

Nous ne citerons pas d'autres expériences faites avec le streptocoque de Marmorek atténué, mais nous pouvons renvoyer à la thèse de Duffau[1] où sont relatées un certain nombre d'expériences faites sur des lapins inoculés avec du streptocoque de Marmorek atténué par la chaleur, aucun de ces lapins n'a présenté les lésions classiques que donne le streptocoque de l'érysipèle.

EFFETS PATHOGÈNES DU STREPTOCOQUE PYOGÈNE

Les effets pathogènes du streptocoque pyogène sont bien connus depuis les travaux de Fehleisen, Chauveau et Arloing, Widal, J. Courmont et Jaboulay, Lannelongue et Achard, etc. On sait qu'il suffit d'inoculer un lapin dans le tissu cellulaire lâche de la base de l'oreille pour obtenir un érysipèle typique. Si on inocule le microbe dans le péritoine on obtient une superbe péritonite à fausses membranes. Si on l'introduit sous la peau, on obtient un décollement caséeux sous-cutané. On peut également obtenir des pleurésies purulentes. Si on fait l'inoculation dans le sang, l'animal meurt sans lésions, avec de la congestion généralisée et des streptocoques dans le sang, mais il ne présente jamais d'épanchement sanguinolent dans le péritoine ou le péricarde. La rate a une grosseur très variable, tantôt petite, tantôt assez hypertrophiée. Si le lapin

[1] Duffau, *Du rôle de la rate dans les maladies infectieuses. Influence de la splénectomie sur la marche des infections expérimentales*, thèse de Lyon, 1896-1897.

injecté dans le sang est jeune (un ou deux mois) et qu'il survive une huitaine de jours, on obtient des lésions d'ostéomyélite justa-épiphysaire aiguë (J. Courmont et Jaboulay [1], Lannelongue et Achard [2]).

Tout cela est toujours du classique et il suffisait de le rappeler. Depuis les premiers travaux de Chauveau, Arloing, Truchot, plusieurs centaines de lapins ont été inoculés au laboratoire de Lyon avec du streptocoque pyogène de diverses provenances, et toujours les effets pathogènes ont été identiques. Ajoutons néanmoins que tout spécialement pour les expériences ayant trait au sérum antistreptococcique, plus de cent lapins ont été inoculés par J. Courmont avec deux échantillons de streptocoques isolés d'érysipèle, ou les échantillons isolés par Lemoine et jamais ces caractères n'ont fait défaut. *Même avec les cultures les plus virulentes*, pourvu que la dose permît la survie de l'animal de trente-six à quarante-huit heures, les lésions classiques (suivant la porte d'entrée) ont été obtenues. On ne rapproche donc pas les effets pathogènes des deux microbes en exaltant le streptocoque pyogène et en atténuant celui de Marmorek.

Bien que les affirmations générales suffisent n'étant niées par personne, nous citerons quelques exemples des effets pathogènes qui ont été obtenus avec le streptocoque A.

Voici d'abord une observation de lapin *inoculé dans le sang :*

[1] J. Courmont et Jaboulay, Sur le microbe de l'ostéomyélite infectieuse (*Soc. de Biol.*, 17 mai 1890).

[2] Lannelongue et Achard, Étude des ostéomyélites à staphylocoques et à streptocoques (*Annales de l'Institut Pasteur*, avril 1891).

Expérience 14. — 3 mai 1897. — Un lapin de 2 kilogrammes reçoit dans le sang 1/24e de centimètre cube de streptocoque A, 16e passage, 1re génération du 31 avril.

4 mai. — Le lapin est trouvé mort froid le matin. Légère congestion des organes; rate moyenne. Pas d'épanchement sanguinolent dans le péricarde, ni le péritoine. Streptocoques dans le sang.

Voici maintenant une observation typique d'*érysipèle* produite par *inoculation sous la peau de la base de l'oreille :*

Expérience 15. — 23 avril 1897. — Un lapin de 2 kilogrammes reçoit *sous la peau de la base de l'oreille* 1/4 de centimètre cube de streptocoque A, 13e passage, 2e génération du 20 avril.

24 avril. — Il existe déjà une grosse tuméfaction à la base de l'oreille, rouge, chaude, avec bourrelet très net.

25 avril. — L'érysipèle a envahi toute l'oreille qui est grosse et pendante.

26 avril. — L'oreille inoculée est énorme, rouge, très épaisse, pendante, avec de nombreuses phlyctènes, quelques-unes crevées, sanguinolentes. Le liquide des phlyctènes ensemencé donne des cultures pures.

27 avril. — Le lapin est trouvé mort froid le matin. Erysipèle superbe. A l'autopsie, rate petite, congestion des organes. Rien ailleurs; pas d'épanchement sanguinolent ni dans le péricarde, ni dans le péritoine.

Lorsque la guérison survient, cas qui est assez fréquent, l'oreille érysipélateuse se dessèche, s'élimine en partie ou même totalement. Citons l'expérience suivante, comme modèle de *péritonite :*

Expérience 16. — 6 mars 1897. — Un lapin de 2 kilogrammes reçoit *dans le péritoine* 3 centimètres cubes d'une culture de streptocoque A, 1er passage, 10e génération du 5 mars.

7, 8, 9 mars. — L'animal est de plus en plus triste.

10 mars. — Le lapin est mort dans la nuit. Tout le péritoine est recouvert de fausses membranes molles qu'on peut facilement enlever avec la pince. Tous les organes abdominaux en sont encapuchonnés, les anses intestinales adhèrent; la fausse membrane enlevée, la surface de l'intestin apparaît piquetée de rouge. Pas de liquide dans le péritoine. L'intestin est rempli de matières liquides, la rate est légèrement hypertrophiée. En somme, superbe péritonite pseudo-membraneuse.

Voyons quelles sont les lésions du lapin *inoculé sous la peau :*

Expérience 17. — 5 avril. — Un lapin de 2 kilogrammes reçoit *sous la peau de la cuisse* 3 centimètres cubes d'une culture de streptocoque A, 7e passage, 1re génération du 3 avril.

6 avril. — L'animal va bien avec un peu de tuméfaction locale.

7 avril. — L'animal est très triste, la cuisse inoculée ne présente pas de véritable pus, mais une énorme masse lardacée criant sous le scalpel, formée par un exsudat qui englobe les muscles transformés en une masse dure cireuse. Rien aux organes viscéraux. Rate petite.

J. Courmont et Jaboulay avaient signalé la possibilité par le streptocoque pyogène de faire parfois chez le lapin des *abcès des reins* comparables à ceux produits par le staphylocoque. Ce fait, d'ailleurs rare, avait été nié par Lannelongue et Achard; en voici un exemple confirmatif :

Expérience 18. — 17 mars 1897. — Un lapin de 2 kg. 500 reçoit *dans le sang* 5 centimètres cubes de culture streptocoque A, 3e passage, 1re génération.

19 mars. — L'animal est très triste.

22 mars. — L'animal meurt sous nos yeux avec une température rectale de 36°1. A l'autopsie, rate légèrement hypertrophiée. On

constate sur les deux reins et dans le cœur plusieurs petits abcès ressemblant à ceux produits par le staphylocoque, mais beaucoup plus fins. A la section des reins, on trouve des traînées purulentes le long des pyramides. On croit à une contamination de la culture par le staphylocoque et on ensemence avec soin plusieurs de ces abcès. Toutes les cultures montrent du streptocoque à l'état de pureté.

Il arrive assez fréquemment que les lapins qui meurent tardivement à la suite d'un érysipèle présentent à l'autopsie des lésions de *péritonite* et de *péricardite suppurées ou pseudo-membraneuses ;* en voici une observation :

Expérience 19. — 2 juin 1897 — Inoculation d'un gros lapin *à la base de l'oreille* avec 1/10e de centimètre cube de streptocoque A, 18e passage, 1re génération du 26 mai.

3 juin. — L'animal présente un érysipèle de toute l'oreille.

4 juin. — L'érysipèle présente une plaque ulcérée.

5 juin. — L'érysipèle est aussi intense que possible ; la moindre piqûre fait sourdre une grande quantité de sérosité ; nombreuses phlyctènes dont plusieurs sont sanguinolentes ; leur érysipélation ensemencée donne des cultures pures.

8 juin. — L'animal est trouvé mort le matin. L'érysipèle est à moitié gangrené. A l'ouverture de l'abdomen, on voit que tous les organes sont tapissés de fausses membranes, la rate est moyenne, noyée par de fausses membranes ; un peu de liquide purulent dans le péritoine. Les matières sont liquides, le péricarde est distendu par un liquide purulent où nagent des flocons fibrineux.

D'autres fois c'est une *pleurésie* qui apparaît dans les mêmes conditions.

Expérience 20. — 10 novembre. — Un lapin reçoit *à la base de l'oreile* 3 centimètres cubes d'une culture du streptocoque Ber... de Lemoine.

11 novembre. — Erysipèle moyen de l'oreille.

12 novembre. — L'érysipèle a envahi toute l'oreille.

15 novembre. — Très bel l'érysipèle avec phlyctènes.

16 novembre. — Erysipèle au maximum.

18 novembre. — Les phlyctènes ont désséchées, l'érysipèle tend à guérir.

24 novembre. — Erysipèle à peu près cicatrisé, avec élimination d'une parcelle de l'oreille.

29 novembre. — Mort de l'animal. Rien dans l'abdomen; rien dans le péricarde, *pleurésie purulente* droite avec une grande quantité de liquide louche où nagent des flocons fibrineux. Poumon réduit à une petite masse le long de la colonne.

Ces exemples suffisent pour montrer quelle variété ces lésions ont fait à coup sûr chez le lapin, en inoculant cet animal avec du *streptocoque pyogène*. Que ce dernier soit très exalté ou très peu virulent, les lésions sont toujours identiques et ne diffèrent que suivant la survie de l'animal.

Au contraire avec le streptocoque de Marmorek, qu'il soit extrêmement virulent ou qu'il soit atténué, que l'animal vive six heures ou dix jours, quelle que soit la porte d'entrée employée, on ne produit jamais qu'une septicémie générale sans aucune lésion locale. Par contre, les animaux ont toujours une congestion généralisée intense et de l'épanchement sanguinolent dans le péritoine et le péricarde.

Ces différences dans l'action pathogène autorisent à distinguer ces deux microbes qu'il sera toujours facile de reconnaître en les inoculant comparativement au lapin. J. Courmont en fait deux *espèces* distinctes, M. le professeur Arloing, au contraire, aurait plus de tendance à admettre une espèce unique de streptocoques et à ne faire des précédents que deux *variétés*. Cette distinction est purement théorique ; quel que soit le terme employé, il n'en existe pas moins que ces deux microbes ne sont pas identiques et qu'il n'était pas logique de chercher à traiter les affections produites par l'un avec un sérum préparé au moyen de l'autre.

CHAPITRE V

Immunisation de trois chevaux et d'un âne au Laboratoire de Lyon contre les streptocoques.

Trois chevaux et un âne ont été immunisés soit contre le streptocoque de Marmorek, soit contre le streptocoque pyogène, depuis 1895. Nous ne rapporterons pas complètement l'histoire des deux premiers animaux qui ont fourni le sérum livré pendant deux ans par le laboratoire. L'un d'eux présente cette particularité, c'est d'avoir été avant l'inoculation virulente injecté avec des cultures filtrées de streptocoque ; il semble que cette pratique ait été favorable, les injections virulentes ultérieures ne lui ayant presque jamais produit d'abcès.

Voici le résumé de leur observation :

Le premier animal est un cheval bai qui avait été immunisé du 22 octobre 1894 au 27 mai 1895 contre la diphtérie et qui avait fourni à diverses reprises un excellent sérum antidiphtéritique.

Dès le mois de mai 1895, cet animal est immunisé contre les streptocoques ; on commence par lui injecter de la toxine du streptocoque de l'érysipèle à des doses variant de 10 à 60 centimètres cubes. Ces toxines produisent une légère tuméfaction locale, mais pas d'élévation notable de la température. Entre temps, il continue à recevoir de la toxine diphtéritique ; une saignée faite le 8 août montre que l'injection de toxines du streptocoque n'empêche pas le sérum d'être immunisant contre la diphtérie. A partir du 17 novembre 1895, on commença des injections de streptocoques de l'érysipèle peu virulent produisant une légère tuméfaction locale mais pas d'élévation de la température. L'animal reçoit alternativement de la toxine diphtéritique et des cultures d'érysipèle jusqu'au 15 décembre. A partir du 15 décembre, l'animal ne reçoit plus que du streptocoque de Marmorek ; on commence par de petites doses de cultures chauffées à 75 degrés pendant une heure ; il se produit une tuméfaction légère et pas de symptômes généraux. Après deux injections de cette toxine, l'animal reçoit, à partir du 20 décembre, de petites doses de cultures virulentes ; l'élévation thermique est de 1 degré environ ; la tuméfaction locale est notable. A partir des doses de 15 centimètres cubes, atteintes au début de janvier 1896, la tuméfaction locale est très considérable, la température s'élevant de 1 degré seulement. Les injections sont faites environ tous les deux jours et atteignent la dose de 60 centimètres cubes par injection le 20 janvier.

Une première saignée est faite le 4 février ; le pouvoir du sérum varie entre 1/5000 et 1/10000. On reprend de suite les injections avec des cultures tuant du 1/500.000 au 1/1.000.000 ; les réactions sont moins fortes. On ne fait pas d'injections pendant tout le mois de mars. Le 4 avril, on fait une nouvelle saignée, le pouvoir du sérum est à peu près le même que pour le sérum précédent. Les injections sont reprises de suite tous les deux à trois jours, à des doses moyennes de 60 centimètres cubes. Au mois de juin, les injections sont de 100 centimètres cubes.

Après un mois de repos, on saigne l'animal le 25 juin ; on fait avec le sérum de cette saignée toute une série d'expériences comparativement avec le sérum de l'Institut Pasteur ; son pouvoir immunisant est égal à celui de ce dernier vis-à-vis du streptocoque de Marmorek. Une injection du 30 juin produit un volumineux abcès qu'on ouvre le 3 juillet. Cet abcès ayant guéri, on fait deux nouvelles injections le 10 et le 11 juillet ; il se produit une tuméfaction dure sans fluctuation, avec élévation de la température à 38°5 et l'animal meurt le 16 juillet, alors que son état paraissait bon, pris subitement de symptômes asphyxiques.

Autopsie. — La tumeur est gazeuse. Il n'est pas fait de culture des organes; il est probable, néanmoins, que cet animal est bien mort par le streptocoque, car il ne présente pas les symptômes de l'infection causée par le vibrion septique.

Cet animal avait été en somme immunisé à la fois contre la diphtérie et contre le streptocoque de Marmorek, et son sérum était devenu très immunisant contre ce dernier sans cesser d'être antidipthérique.

Pour remplacer le précédent animal, une jument blanche après avoir été éprouvée à la malléine, reçoit une première injection le 6 août 1896. On commence par lui injecter tous les deux à trois jours quelques centimètres cubes de culture filtrée de streptocoque de Marmorek : il se produit un peu d'empâtement local et une élévation thermique de 1 degré environ.

Le 28 août seulement, on commence les injections de culture virulente, qui sont continuées tous les deux ou trois jours. Le 30 septembre on atteint la dose de 160 centimètres cubes de culture virulente; il se produit d'énormes tuméfactions avec élévation de température de 1 degré, mais pas de suppuration.

23 octobre. — On fait une saignée d'épreuve. Le sérum a un pouvoir immunisant considérable.

5 novembre. — Saignée de 4 litres; le pouvoir immunisant du sérum est au moins aussi considérable que celui de l'Institut Pasteur. C'est le sérum de cette saignée qui a été employé dans la plupart des expériences citées dans notre travail.

7 septembre. — On recommence les injections qui produisent de grandes tuméfactions, sans beaucoup de symptômes généraux. Le 15 décembre, le premier abcès se forme à la suite d'une volumineuse tuméfaction. La dernière inoculation assez faible (50 centimètres cubes) a lieu le 10 janvier 1897.

15 janvier. — La jument meurt brusquement.

Autopsie. — Œdème citrin étendu du point d'inoculation sous la poitrine et le ventre; l'œdème du point inoculé est rouge, sanguinolent, sans gaz, de la largeur de deux mains. L'inflammation s'est propagée à travers les intercostaux jusqu'à la face interne de la plèvre, siège d'un épanchement séro-gélatineux, roussâtre. Il y a également du liquide roussâtre dans le péritoine.

Poumons normaux.

Foie congestionné, tendu.

Rien ailleurs.

Nous citerons *in extenso* l'observation suivante d'une jument qui ayant été immunisée avec le streptocoque de Marmorek, ne put résister aux inoculations virulentes faites avec le streptocoque de l'érysipèle. Cette observation prouve donc une fois de plus l'inefficacité du sérum de Marmorek contre le streptocoque, puisque un animal qui supportait admirablement des doses énormes de streptocoque de Marmorek excessivement virulentes, est mort d'injections beaucoup moins fortes faites avec un streptocoque d'érysipèle peu virulent.

Observation. — 7 novembre 1896. — La jument reçoit une injection sous-cutanée de 3 centimètres cubes de malléine sur le côté droit du cou ; la température, qui était avant l'injection de 37°8, prise ensuite toutes les deux heures, ne monte pas au-dessus de 38°3 (voir la courbe de la température). Pas de réaction locale, l'épreuve de la malléine a donc été négative.

9 novembre. — La température est normale depuis hier ; on fait une *première injection sous-cutanée de 2 centimètres cubes de culture* de streptocoque de Mamorek filtrée sur bougie Chamberland, vers 5 heures du soir.

10 novembre. — Pas de réaction locale. La température est montée le soir à 38°5, soit vingt-quatre heures après l'injection.

11 novembre. — La température est revenue à la normale ; on fait une *seconde* injection de 5 centimètres cubes de la même toxine.

12 novembre. — Pas de réaction locale. L'hyperthermie ne s'est produite également que vingt-quatre heures après l'injection ; elle est plus élevée que la précédente, elle est de 39°5.

13 novembre. — La température se maintient hyperthermique ; pas de réaction locale.

14 novembre. — La température est encore élevée ; on fait néanmoins une troisième injection de 10 centimètres cubes de la même toxine.

15 novembre. — Pas d'accident local ; la température, tout en se maintenant au-dessus de 38 degrés, a tendance plutôt à baisser.

17 novembre. — La température étant normale depuis quarante-huit heures, on fait une quatrième injection sous-cutanée de 20 centimètres cubes de la même toxine.

18 novembre. — L'élévation de température est faible et se manifeste dès le matin ; 38°3-38°7.

21 novembre. — La température est normale depuis quarante-huit heures ; on fait une *cinquième* injection de 50 centimètres cubes de la même toxine.

L'hyperthermie se manifeste dès le lendemain matin et dure vingt-quatre heures (38°6-38°9). Rien localement.

27 novembre. — La température étant à la normale depuis cinq jours, on fait une *sixième* injection sous-cutanée de 80 centimètres cubes de la même toxine ; la température monte dès le lendemain de 1 degré environ. Pas d'accident local inflammatoire.

5 décembre. — L'animal allant très bien, on fait une *première* injection avec 3/20 de centimètre cube de culture de streptocoque de Marmorek, 21e passage à Lyon par le lapin, 6e génération âgée de cinq jours.

6 décembre. — Légère tuméfaction du point inoculé.

8 décembre. — La température étant retombée à la normale, on fait une *deuxième* injection de 1/2 centimètre cube d'une culture virulente du même streptocoque, 21e passage, 7e génération âgée de trois jours.

9 decembre. — Légère tuméfaction locale. La température ne monte que le soir et légèrement, 38°4.

COURBE DE TEMPÉRATURE

DE LA JUMENT IMMUNISÉE AU LABORATOIRE DE LYON

(Observation rapportée.)

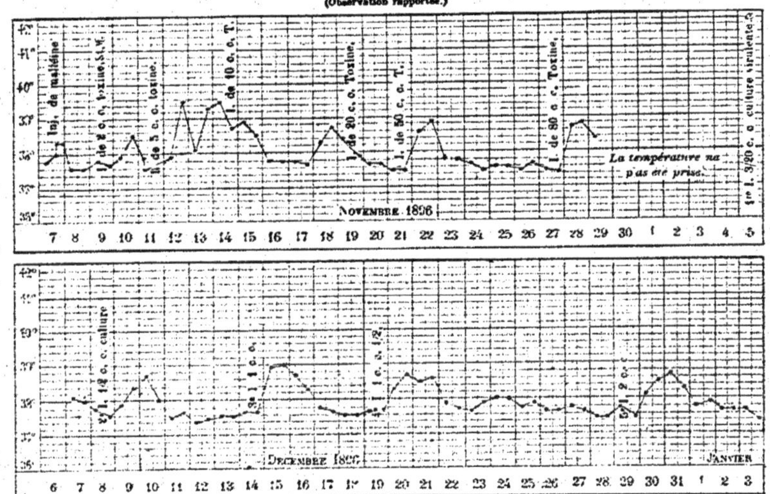

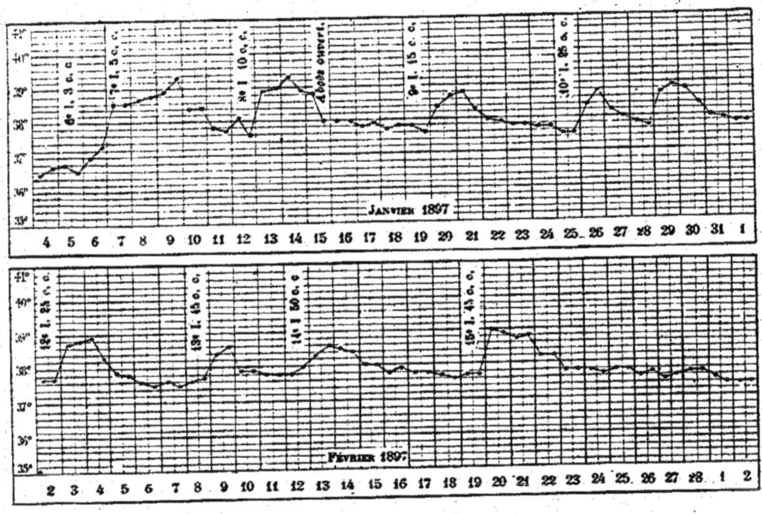

6e l. 3 c. c.
7e l. 5 c. c.
8e l. 10 c. c.
Abcès ouvert.
9e l. 15 c. c.
10e l. 25 c. c.
Janvier 1897
4 5 6 7 8 9 10 11 12 13 14 15 16 17 18 19 20 21 22 23 24 25 26 27 28 29 30 31 1
12e l. 25 c. c.
13e l. 45 c. c.
14e l. 50 c. c.
15e l. 45 c. c.
Février 1897
2 3 4 5 6 7 8 9 10 11 12 13 14 15 16 17 18 19 20 21 22 23 24 25 26 27 28 1 2

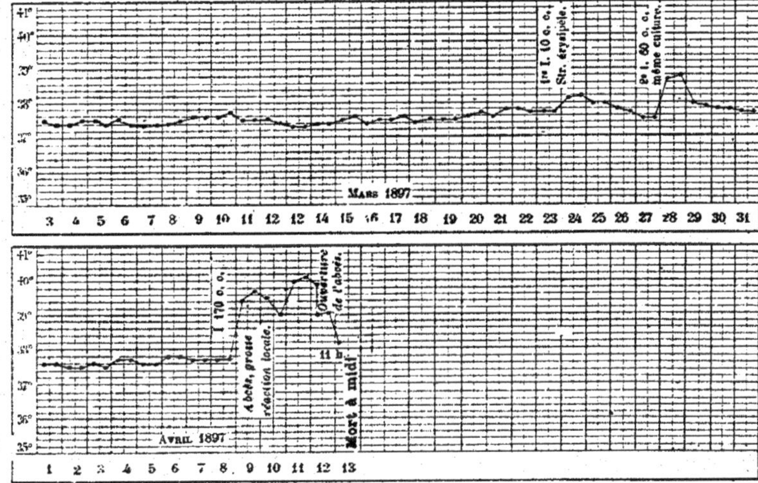

41°
40°
39°
38°
37°
36°
35°
1re I. 10 c. c.
Str. érysipèle.
2e I. 60 c. c.
même culture.
Mars 1897
3 4 5 6 7 8 9 10 11 12 12 14 15 16 17 18 19 20 21 22 23 24 25 26 27 28 29 30 31
41°
40°
39°
38°
37°
36°
35°
I 170 c. c.
Abcès, grosse
réaction locale.
Ouverture
de l'abcès.
11 h.
Mort à midi
Avril 1897
1 2 3 4 5 6 7 8 9 10 11 12 13

10 décembre. — La tuméfaction a à peu près disparu ; la température se maintient entre 38 et 39 degrés.

11 décembre. — La température est normale, la tuméfaction a disparu.

14 décembre. — La température est normale, la jument va très bien ; on fait vers 5 heures, une *troisième* injection de 1 centimètre cube de culture, 21e passage, 8e génération âgée de sept jours.

15 décembre. — Dès le matin, T. = 38°9, le soir, 39 degrés. Tuméfaction locale très appréciable ; la santé générale est bonne.

16 décembre. — La température baisse progressivement et la tuméfaction diminue.

17 décembre. — Tout est rentré à la normale.

19 décembre. — *Quatrième* injection de 1 cm. 1/2 d'une culture, 22e passage, 1re génération âgée de deux jours.

20 décembre. — La température est montée dès le matin à 38°3 et le soir à 38°7.

21 décembre. — La température se maintient à 38°5 et 38°6. Le membre antérieur du côté de l'inoculation, qui a été faite à l'épaule, présente une très grosse tuméfaction au niveau de sa racine.

22 décembre. — La température est retombée à la normale, mais la tuméfaction a envahi le deuxième segment du membre du côté inoculé.

24 décembre. — Légère élévation de température à 38 degrés. Même état local.

26 décembre. — La température est depuis longtemps revenue à la normale ; la tuméfaction locale a progressivement disparu, l'animal va très bien. On fait une *cinquième* injection de 2 centimètres cubes de culture, 22e passage, 3e génération âgée de trois jours.

30 décembre. — La réaction générale est faible, 38°1-38°5. La tuméfaction est moins considérable que la précédente.

31 décembre. — T. = 38°7-38°3. La tuméfaction ne s'est pas agrandie.

1er janvier 1897. — Tout est rentré dans l'ordre.

5 janvier. — *Sixième* injection de 3 centimètres cubes d'une culture, 23e passage, 2e génération âgée de sept jours.

6 janvier. — Réaction thermique très faible, la réaction locale est à peu près nulle.

7 janvier. — Bien que la température soit à 38°6, on pratique une septième injection de 5 centimètres cubes d'une culture, 23e passage, 3e génération âgée de huit jours.

9 janvier. — Tuméfaction très notable. T. = 38°9 et 39°3.

12 janvier. — Tout étant rentré dans l'ordre, on pratique une huitième injection, de 10 centimère cubes de culture, 23e passage, 4e génération âgée de huit jours.

15 janvier. — La température est encore au-dessus de 38 degrés; il s'est formé au niveau de la dernière injection un petit abcès du volume d'une noix et qui s'est ouvert spontanément.

19 janvier. — L'abcès est cicatrisé, la température est normale. On pratique une neuvième injection de 15 centimètres cubes d'une culture, 23e passage, 5e génération âgée de sept jours.

22 janvier. — La réaction fébrile a été légère, la température retomba ce soir à la normale. La tuméfaction a été très notable mais il n'y a pas eu d'abcès.

25 janvier. — *Dixième* injection de 25 centimètres cubes d'une culture, 23e passage, 6e génération âgée de sept jours.

28 janvier. — La fièvre et la tuméfaction ont disparu. *Onzième* injection de 25 centimètres cubes d'une culture, 24e passage, 1re génération âgée de cinq jours.

2 février. — La fièvre et la tuméfaction ont disparu. *Douzième* injection de 25 centimètres cubes d'une culture, 24e passage, 3e génération âgée de cinq jours.

8 février. — La fièvre et la tuméfaction ayant disparu, on pratique une *treizième* injection de 45 centimètres cubes d'une culture, de 24e passage, 3e génération âgée de six jours.

9 février. — Réactions locale et générale faibles et de courte durée

12 février. — *Quatorzième* injection de 50 centimètres cubes, d'une culture de 24e passage. 5e génération âgée de six jours.

16 février. — La température locale et la fièvre ont complètement disparu.

20 février. — *Quinzième* injection de 45 centimètres cubes, 3e culture de 25e passage, 1re génération agée de quatre jours.

23 février. — La fièvre et la tuméfaction locales ont complètement disparu.

23 mars. — Depuis un mois la jument n'a pas reçu d'injection. La température oscille autour de 37°5 ; la jument va très bien. On pratique une *première* injection de 10 centimètres cubes de streptocoque A de l'érysipèle (voir le chapitre suivant); culture de 3e passage, de 4e génération, agée de quatre jours.

26 mars. — Il n'y a pas eu de tuméfaction locale, la température s'est à peine élevée de quelques dixièmes.

27 mars. — Tout étant rentré dans l'ordre, on pratique une *deuxième* injection de 60 centimètres cubes de culture du même steptocoque, de 3e passage, 4e génération, âgée de huit jours.

28 mars. — Élévation de température à 38°8. Tuméfaction locale grande comme une assiette, le membre antérieur de ce côté est un peu raide. État général bon.

29 mars. — L'état local ne présente pas de modification. La température est presque à la normale.

2 avril. — Depuis le 30 mars, la température est revenue à la normale, mais la tuméfaction a beaucoup grossi, et elle est très sensible ; elle paraît fluctuante. L'état général est bon.

5 avril. — Pas de fièvre. La tuméfaction est toujours volumineuse, mais elle est dure, et il n'existe pas de fluctuation.

8 avril. — Il ne reste plus que des traces de la tuméfaction ; on fait une troisième injection de 170 centimètres cubes de culture en bouillon sérum du même streptocoque de 3e passage, de générations successives du 2e au 8e jour.

9 avril. — T. = 39°7 le soir. Très grosse tuméfaction du cou. Œdème de la racine du membre antérieur du même côté. En somme, réaction locale comme jamais nous n'en avons vu. Mauvais état général de l'animal, qui est triste et ne mange pas.

10 avril. — La tuméfaction locale est devenue énorme. Frissons. Dyspnée. L'animal ne mange pas et peut à peine se tenir debout. Notre impression est que l'animal est perdu.

11 avril. — La température dépasse 40 degrés. Mêmes symptômes.

12 avril. — L'animal est couché. Il a une dyspnée considérable

(56 respirations par minute) ; sang aux naseaux. La température baisse progressivement à 30 degrés. L'abcès paraît fluctuant, il est ouvert à 5 heures du soir ; il contient quelques bulles de gaz. Le microscope décèle de nombreux streptocoques et quelques bacilles. On fait une culture en bouillon.

13 avril. — A 11 heures du matin, l'animal est mourant avec une température rectale de 38°2.

Mort à midi. *L'autopsie* est négative. On ensemence le sang de la jugulaire. La culture en bouillon du pus puisé sur le vivant est trouble ; elle est mixte, elle renferme des streptocoques et des bacilles ; on en fait une culture dans le vide.

14 avril. — Le sang de la jugulaire n'a pas poussé. La culture dans le vide a poussé abondamment ; pas d'odeur à l'ouverture. Au microscope, streptocoques très abondants et bacilles rares et mal colorés. Le bacille ne paraît donc que peu anaérobie.

L'observation de cette jument est intéressante à deux points de vue :

1° Il semble que l'injection préalable de toxine ait l'heureux effet d'empêcher la formation d'abcès à la suite des injections de streptocoques ;

2° Cette jument qui supportait une dose considérable (50 cent. cubes) du streptocoque de Marmorek extrêmement virulent, a succombé à une injection de 170 centimètres cubes de streptocoque de l'érysipèle, peu virulent, c'est-à-dire à une dose relativement bien inférieure à la précédente, si l'on admet que ces deux microbes appartiennent à la même espèce. Il semble donc qu'on peut trouver là un argument en faveur de la séparation des espèces, en disant que cette jument, déjà vaccinée contre le streptocoque de Marmorek, ne l'était pas contre celui de l'érysipèle.

Nous admettons que la cause de la mort a été une affection à streptocoques, bien que la culture du pus ait contenu quelques bacilles, car tous les abcès à streptocoques qui surviennent chez un animal qu'on immunise contiennent cette infection secondaire bacillaire.

Voici enfin l'observation d'un âne qui a été immunisé contre le streptocoque pyogène par des inoculations virulentes progressivement croissantes de deux échantillons de streptocoque de l'érysipèle, dont l'un est précisément le streptocoque A dont il a été question tout le long de ce travail.

OBSERVATION. — Les injections ont commencé le *26 mars* 1897. L'animal est en très bon état. Sa température prise le jour de la première injection, le matin et à 3 heures de l'après-midi, est de 36°9. A 4 heures, *première injection* à l'épaule gauche de 1 centimètre culture au bouillon du streptocoque de l'érysipèle (streptocoque A), 1er passage par le lapin, 13e génération du 10 mars, 1897. A 5 heures, on constate l'existence d'une boule œdémateuse au point d'inoculation, et deux ou trois petits au voisinage. A 6 h. 20, la température rectale s'élève à 38°6. L'animal a mangé comme d'ordinaire.

27 mars. — T. = 37 degrés. Empâtement douloureux au point d'inoculation. L'âne ne paraît pas triste, il mange, se promène. Le soir, T. = 37 degrés, l'empâtement est toujours douloureux.

29 mars. — La température étant normale depuis trois jours et la tuméfaction ayant presque disparu, on fait une *deuxième injection* au même endroit, de 5 centimètres cubes de la même culture que le 26 (donc plus âgée). Le soir, la température monte à 38°2.

30 mars. — Matin, T. = 37°8. Le soir, 37°7. A signaler une tuméfaction de la région d'inoculation, douloureuse à la pression.

31 mars. — Température revenue à la normale. Pas d'état général. Une plaque dure et œdémateuse existe au point d'inoculation, grande comme le fond de la main.

1er avril. — Température normale. Persistance de la plaque œdémateuse douloureuse. Etat général excellent.

3 avril. — La température est normale depuis trois jours, l'induration a presque totalement disparu. A 4 heures du soir on pratique une *troisième injection* de 4 centimètres cubes de streptocoque A, 2e passage, 6e génération du 20 mars 1897.

4 avril. — Le matin T. = 38 degrés ; l'après midi, l'âne est couché, légèrement triste. Plaque indurée chaude de la dimension de la paume de la main, au lieu d'inoculation. A 6 heures, T. =37°6.

5 avril. — Température normale. Etat général satisfaisant ; la plaque indurée a diminué de moitié, elle est toujours légèrement œdémateuse.

7 avril. — L'état général est excellent et la température normale depuis trois jours ; on fait une *quatrième injection* à 4 heures, à l'épaule droite, de 40 centimètres cubes de streptocoque A, du 4e passage, 3e génération en bouillon-sérum du 25 mars. A 6 h. 30, T. = 37°4.

8 avril. — La température est montée dès le matin à 38°5 ; à 2 heures du soir, 38°5. Une tuméfaction large comme une assiette mais peu épaisse, peu douloureuse, occupe le point d'inoculation.

9 avril. — La tuméfaction est large mais peu épaisse ; elle n'est pas appréciable à l'œil ; le bourrelet est sensible.

La température du matin est de 39°5, celle du soir de 38°9.

10 avril. — T. = 37°8 le matin, 38°9 le soir. La tuméfaction a à peu près disparu.

27 avril. — Depuis le 10 avril tout est rentré dans l'ordre, l'état général de l'âne est excellent. On pratique au côté gauche de la poitrine une *cinquième injection* de 12 centimètres cubes de culture du streptocoque A, du 14e passage, 1re génération du 20 avril.

28 avril. — Légère élévation thermique à 38°2 et 38°4. Il existe une énorme tuméfaction douloureuse du point inoculé, s'étendant jusqu'à la racine du membre ; elle ne renferme pas de gaz.

29 avril. — T. = 38°1 et 38 degrés. L'âne mange bien. La tuméfaction a bien diminué.

30 avril. — La température est presque à la normale ; la tuméfaction a disparu à peu près en totalité, l'âne va très bien.

7 mai. — Tout étant rentré dans l'ordre depuis le 1er mai, on pratique, à 4 heures, une *première injection mixte* de 20 centimètres cubes de streptocoque B du 3e passage (sang d'un lapin inoculé) et d'une culture de streptocoque A, du 15e passage, 1re génération, et du 16e passage, 1re génération. A 6 h. 1/2, T. = 37°8 ; on constate une tuméfaction locale du volume d'une grosse pomme.

8 mai. — Légère élévation de température à 38°1 et 38°3. Il existe toujours une large tuméfaction, mais peu épaisse. L'animal mange bien.

9 mai. T. — 37°8 et 37°4. Même état local.

11 mai. T. =37°8 et 37°9. Le lieu d'inoculation est occupé par une grosse boule qui paraît fluctuante ; il existe de l'œdème, de la base du membre antérieur du même côté. L'animal boite, souffre de sa jambe. Il mange bien.

12 mai. T. =37°5. L'abcès s'est ouvert ce matin.

On l'ouvre largement au bistouri l'après-midi ; il s'écoule un pus crémeux, sanguinolent, avec quelques gaz ; ce pus est légèrement fétide ; on l'ensemence en bouillon. Le soir, T. = 37°5.

13 mai. — Température normale. L'âne va bien, l'abcès donne encore un peu.

Le bouillon ensemencé examiné au microscope renferme des bacilles à l'état de pureté.

14 mai. — T. = 36 et 37 degrés. L'abcès a beaucoup suppuré, avec gaz. Bon état général.

15 mai. — T. = 36°0 et 36°8. L'abcès suppure abondamment ; pas de gaz.

17 mai. — L'abcès ne suppure presque plus ; la température est normale.

19 mai. — L'animal ayant un bon état général, on pratique à 4 heures une *deuxième injection* de 50 centimètres cubes de culture du streptocoque B des 6e, 7e et 8e passages, 1re génération. A 6 heures, T. = 37°2.

20 mai. — T. = 37°8 le matin Au lieu d'inoculation on cons-

tate une très grosse tuméfaction large comme une assiette, avec un bourrelet très saillant.

21 mai. — T. = 38 et 38°1. L'animal mange bien. La tuméfaction s'est élargie, mais affaissée ; le bourrelet est des plus nets. Il y a de la raideur du pied correspondant, antérieur gauche.

22 mai. — La température se maintient à 38°2, matin et soir. La tuméfaction s'est étendue ; le bourrelet s'est éloigné ; il n'y a pas de fluctuation. L'âne paraît malade et se couche fréquemment.

23 mai. — T. = 37°7 matin et soir. Même état local.

24 mai. — T. = 37°6 le matin ; l'animal mange peu ; il est triste. On ouvre un abcès gros comme une belle noix au niveau de la dernière inoculation. Pus lié, sanglant, gazeux, sans odeur. Le soir, T. = 37°7.

25 mai. — La température est à la normale ; l'animal va mieux. On ouvre un nouveau gros abcès à côté du précédent.

31 mai. — La température est demeurée à la normale ; l'abcès suppure toujours un peu. L'animal va très bien.

1er juin. — L'animal est complètement guéri.

15 juin. — Depuis près d'un mois, la température oscille depuis le 25 mai entre 37°4 et 36°3, l'état général est très satisfaisant. On pratique une *troisième injection*, cette fois avec 10 centimètres cubes de streptocoque A, du 10e passage, 2e génération du 11 juin et du 20e passage, 2e génération du 13 juin.

16 juin. — La réaction a été faible, 38°2 et 38°4. Il existe une grosse tuméfaction.

17 juin. — T. = 37°8 le matin, 38°1 le soir. La tuméfaction s'est élargie, avec bourrelet ; elle ne paraît pas devoir suppurer. L'état général est bon : l'animal va bien mieux qu'aux précédentes injections.

18 juin — T. = 37°4 et 37°5 ; l'âne va bien ; l'œdème a beaucoup diminué.

19 juin. — T. = 37°1 et 37°3. Un abcès du volume d'un œuf s'est ouvert spontanément ; on agrandit l'ouverture au bistouri.

23 juin. — La température est à la normale depuis plusieurs jours ; toutefois l'abcès suppure toujours un peu.

25 juin. — Tout étant rentré dans l'ordre, on fait une *quatrième*

COURBE DE TEMPÉRATURE

D'UN ANE IMMUNISÉ CONTRE LE STREPTOCOQUE PIOGÈNE AU LABORATOIRE DE LYON

(Observation rapportée)

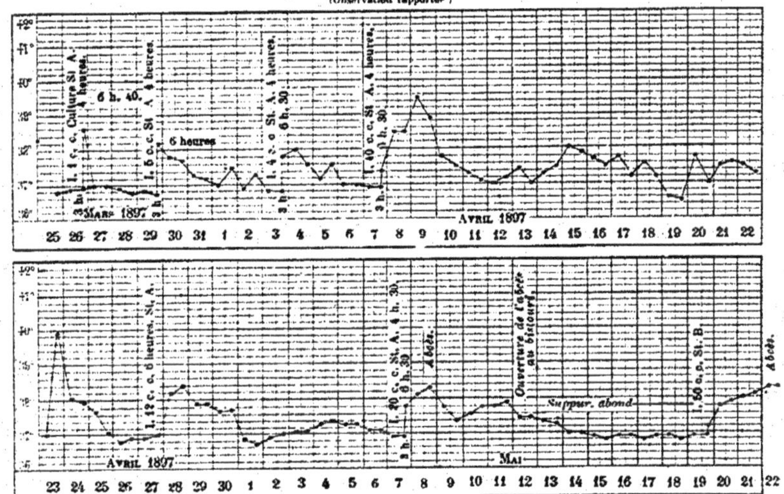

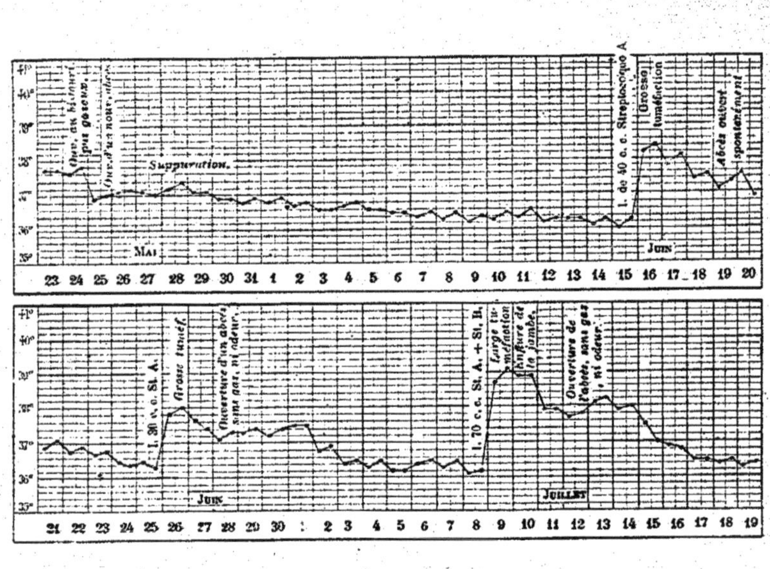
Ouv. au bistouri, pus gazeux.
Ouv. d'un nouv. abcès
Suppuration.
Mai
1. de 40 c. c. Streptocoque A
Grosse tuméfaction
Abcès ouvert spontanément
Juin
23 24 25 26 27 28 29 30 31 1 2 3 4 5 6 7 8 9 10 11 12 13 14 15 16 17 18 19 20
1. 30 c. c. St. A.
Grosse tuméf.
Ouverture d'un abcès sans gaz, ni odeur.
Juin
1. 70 c. c. St. A. + St. B.
Large tuméfaction
Enflure de la jambe.
Ouverture de l'abcès, sans gaz, ni odeur.
Juillet
21 22 23 24 25 26 27 28 29 30 1 2 3 4 5 6 7 8 9 10 11 12 13 14 15 16 17 18 19

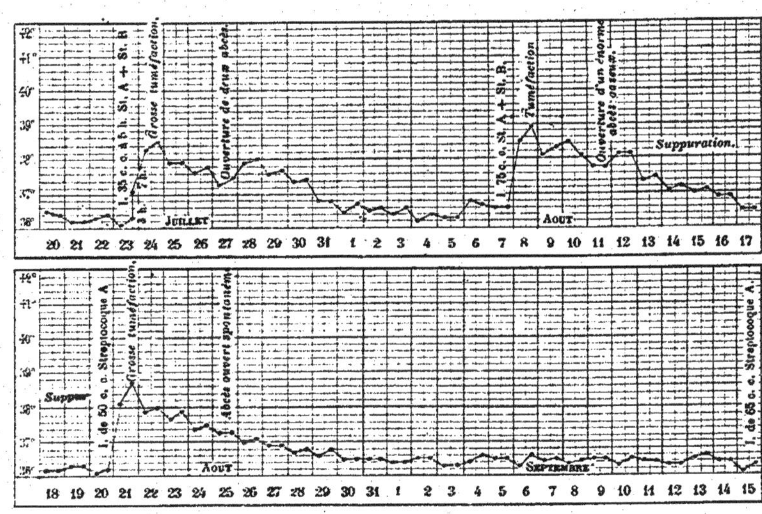

I. 35 c. c. à 5 h. St. A + St. B
Grosse tuméfaction.
Ouverture de deux abcès.
I. 75 c. c. St. A + St. B.
Tuméfaction
Ouverture d'un énorme abcès gazeux.
Suppuration.
JUILLET
AOUT
20 21 22 23 24 25 26 27 28 29 30 31 1 2 3 4 5 6 7 8 9 10 11 12 13 14 15 16 17
I. de 50 c. c. Streptocoque A
Grosse tuméfaction.
Abcès ouvert spontanément
I. de 65 c. c. Streptocoque A.
AOUT
SEPTEMBRE
18 19 20 21 22 23 24 25 26 27 28 29 30 31 1 2 3 4 5 6 7 8 9 10 11 12 13 14 15

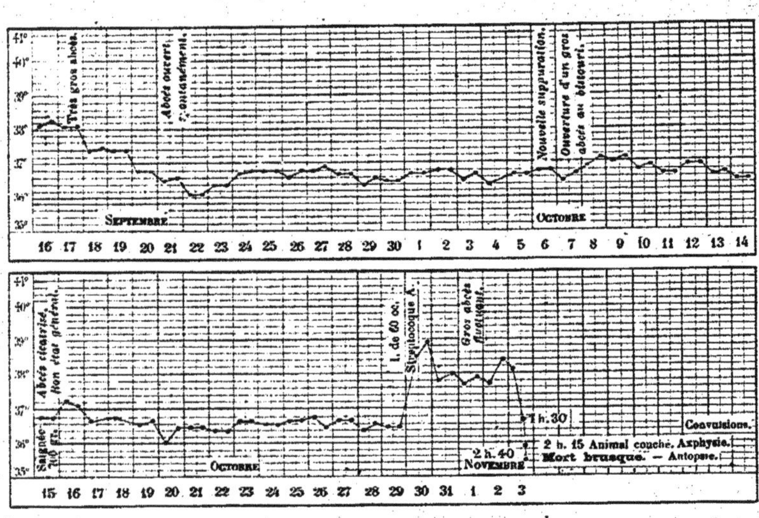

Très gros abcès.
Abcès ouvert spontanément.
Nouvelle suppuration.
Ouverture d'un gros abcès au bistouri.
Septembre
Octobre
16 17 18 19 20 21 22 23 24 25 26 27 28 29 30 1 2 3 4 5 6 7 8 9 10 11 12 13 14
Abcès cicatrisé. Bon état général.
Saignée
I. de 60 cc. Streptocoque A.
Gros abcès fluctuant.
1 h. 30
Convulsions.
2 h. 40
2 h. 15 Animal couché. Asphyxie.
Mort brusque. — Autopsie.
Octobre
Novembre
15 16 17 18 19 20 21 22 23 24 25 26 27 28 29 30 31 1 2 3

injection à l'épaule gauche de 30 centimètres cubes d'une culture de streptocoque A du 10e et du 20e passage.

26 juin. — La réaction thermique est faible : 37°8-38°1. Tuméfaction grosse comme une soucoupe ; l'animal va très bien.

27 juin. — La température est descendue à la normale.

28 juin. — Ouverture d'un gros abcès sans gaz, ni odeur. On ensemence le pus de cet abcès.

29 juin. — L'abcès cultivé en bouillon montre quelques courts streptocoques et des bacilles, dont quelques-uns immenses.

6 juillet. — Depuis neuf jours la température est normale. La cicatrice est encore saignante.

8 juillet. — On fait une *cinquième injection* à l'épaule droite, de 70 centimètres cubes d'un mélange de cultures du streptocoque A du 20e passage, 4e génération du 25 juin et 5e génération du 3 juillet et de cultures du streptocoque B du 11e passage, 1re génération du 23 juin et 2e génération du 25 juin.

9 juillet. — La réaction fébrile a été assez considérable ; la température est de 38°7 le matin et de 39°1 le soir. Tuméfaction large, mais peu épaisse ; enflure de la jambe. L'animal marche avec peine ; il est triste.

10 juillet. — L'ascension thermique s'est maintenue, à 38°0 matin et soir.

11 juillet. — T. = 37°0 matin et soir.

12 juillet. — T. = 37°7 le matin. On ouvre un abcès gros comme une orange ; on ensemence le pus. Pas de gaz, pas d'odeur. Le soir, T. = 37°8.

13 juillet. — T. — 38°1 et 38°2. Le pus cultivé montre quelques streptocoques courts et des bacilles.

14 juillet. — T. = 37°0 et 38 degrés.

23 juillet. — Depuis neuf jours la température est revenue à la normale, l'état général de l'animal est excellent. On fait une *sixième injection* à l'épaule gauche de 35 centimètres cubes d'un mélange de cultures de streptocoque A, du 11e passage, 1re génération du 10 juillet ; du 11e passage, 3e génération ; du 11e pa sage, 4e génération, à 5 heures du soir. A 7 heures, T. = 37°1.

24 juillet. — La réaction thermique s'est manifestée par les

températures de 38°3 et 38°5. Tuméfaction légère qui paraît devoir suppurer.

25 juillet. — T. = 38°1 matin et soir. Même état local.

26 juillet. — T. = 37°6-37°8.

27 juillet. — T. = 37°3-37°5. Ouverture de deux gros abcès, dont on ensemence le pus en bouillon.

28 juillet. — T. = 37°9 38 degrés. La culture a été mixte : streptocoques et bacilles.

2 août. — La température est normale depuis trois jours. L'abcès est à peu près cicatrisé.

7 août. — Les réactions générale et locale ayant cédé depuis plusieurs jours, on fait une *septième injection* d'un mélange de cultures du streptocoque A et du streptocoque B des 21ᵉ et 12ᵉ passages, 4ᵉ génération du 27 juillet, à l'épaule droite.

8 août. — Réaction thermique, 38°5 le matin, 38°0 le soir.

9 août. — T. = 38°1 38°3.

10 août. — La température reste encore élevée, 38°5-38°1.

11 août. — T. = 37°8 matin et soir. — Ouverture d'un énorme abcès gazeux.

12 août. — L'élévation de température persiste ; elle est plus considérable qu'hier, 38°1 matin et soir.

13 août. — La température est presque à la normale, 37°4-37°5.

18 août. — La température à la normale depuis cinq jours ; l'âne suppure encore un peu.

20 août. — L'état général et local étant bon, on pratique une nouvelle injection de 50 centimètres cubes du streptocoque A du 22ᵉ passage, 3ᵉ génération.

21 août. — Réaction thermique, 38°1-38°7.

22 août. — T. = 37°9-38 degrés. Tuméfaction moyenne.

23 août. — T. = 37°7-37°9. Même état local.

25 août. — La température est à la normale. Un abcès s'ouvre spontanément.

26 août. — Température normale.

8 septembre. — L'abcès qui n'a pas été ouvert a spontanément guéri après ouverture préalable.

15 septembre. — Depuis trois semaines, la température est à la normale, l'état général est excellent; on pratique une *huitième* injection à l'épaule gauche de 65 centimètres cubes d'un mélange de cultures du streptocoque A du 22e passage 5e génération, du 23e passage 1re génération, du 24e passage 1re génération, du 25e passage 1re génération.

16 septembre. — Réaction thermique assez faible, 38°1-38°3.

17 septembre. — L'élévation thermique persiste, 38°1 matin et soir.

18 septembre. — T. = 37°4-37°5. Très gros abcès qu'on n'ouvre pas.

21 septembre. — La température est normale depuis trois jours. L'abcès s'ouvre spontanément.

1er octobre. — L'état général est très satisfaisant depuis plusieurs jours; l'abcès est presque fermé. L'animal va bien. La température oscille autour de 36°7.

7 octobre. — L'âne a recommencé à suppurer. Ouverture d'un gros abcès au bistouri. Température normale.

15 octobre. — La température persiste à être normale. L'abcès est cicatrisé.

Bon état général.

On pratique une *première saignée* de 700 grammes.

16 octobre. — T. = 37°3-37°1.

18 octobre. — T. = 36°8. L'animal va très bien.

Le sérum est abondant, clair, un peu rougeâtre. On le décante.

20 octobre. — L'état général et l'état local étant excellents, on pratique une *neuvième* injection de 60 centimètres cubes du streptocoque S, culture du 27e passage 3e génération.

30 octobre. — Réaction fébrile assez marquée, 38°5-38°0.

31 octobre. — T. = 37°8-38 degrés.

1er novembre. — T. = 37°7-37°9. Gros abcès fluctuant.

2 novembre. — 37°7-38°4.

3 novembre. — Température le matin s'élève à 38°1 seulement; l'animal mange bien; il n'a pas de diarrhée.

A 1 h. 30 du soir, l'âne ne mange pas; il est debout, sa température est de 36°7. A 2 h. 15, sa température s'est abaissée jusqu'à 35°0; l'âne est couché; il asphyxie et a des convulsions. A 2 h. 40.

sa température est encore plus basse, 35°6. L'âne meurt brusquement.

Autopsie immédiate le 3 novembre à 4 heures.

Localement l'ouverture de l'abcès donne issue seulement à du gaz, à très peu de sérosité et à une énorme masse fongueuse dure ressemblant absolument à des fongosités tuberculeuses. Pas de véritable pus. Odeur infecte si l'on sent de près. On ensemence dans le bouillon pour avoir des cultures à l'air et dans le vide.

Ouverture du corps : des gaz s'échappent du péritoine. Aucune lésion des organes.

La rate est ensemencée dans le bouillon.

Le foie est ensemencé également dans le bouillon. On constate une péricardite avec épanchement citrin louche (deux grands verres); on ensemence le liquide dans du bouillon. Le péricarde est piqueté de points hémorragiques sans fausses membranes.

Le myocarde est dur; on l'ensemence dans le bouillon.

Le cœur est en systole sans une goutte de sang.

Tous les organes paraissent sains. On met dans l'alcool les reins, le foie, le myocarde.

Rien aux poumons, sauf un peu de congestion.

Résultat des cultures. — Toutes sont restées stériles, sauf le pus local qui a poussé aussi bien dans le vide qu'à l'air. Streptocoques en grand nombre avec quelques bacilles ayant végété à l'air aussi bien que dans le vide.

Examen histologique du cœur, du foie, des reins. — Les pièces ont été incluses à la gomme et colorées au picro-carmin [1]. Elles ont été soumises à l'examen de M. le professeur Tripier.

Le *foie* est normal : aucune infiltration dans les espaces portes. Les travées hépatiques sont bien conservées dans leur structure : Les cellules qui les constituent fixent normalement les réactifs colorants.

Le *cœur*, d'aspect macroscopique normal, présente des faisceaux musculaires sans aucune altération. Dans les espaces con-

[1] Nous remercions notre camarade, le Dr Péhu, qui a bien voulu se mettre à notre disposition et préparer les pièces histologiques.

jonctifs, légère infiltration embryonnaire prédominant autour des vaisseaux. Sur la face interne de l'endocarde existe de place en place une exsudation fibrineuse légère. Pas de cellules rondes dans l'épaisseur de la tunique.

Au niveau du *rein*, les glomérules sont infiltrés de cellules inflammatoires ; celles-ci sont surtout abondantes autour des vaisseaux : en certains points, la prolifération embryonnaire est très active et il existe de véritables traînées de cellules rondes. Cette prolifération est abondante aussi au niveau des tubuli ; sur beaucoup d'entre eux, les cellules sont desquamées et le déliquium tombe dans l'intérieur du tube moyennement dilaté.

En somme, le foie est normal, le cœur présente un léger degré d'endocardite, sans altérations du parenchyme. Les reins sont le siège d'une néphrite épithéliale au début avec commencement de dégénérescence de l'épithélium.

Essai du sérum de l'âne puisé le 15 octobre 1897.

Ce sérum n'a encore été essayé que sur le streptocoque A. L'animal étant mort prématurément, l'immunisation n'avait pas encore été poussée très loin ; le sérum a cependant, ainsi qu'on va le voir, un certain pouvoir immunisant.

Expérience 21. — 15 novembre 1897. — Trois lapins de 2 kg.500. L'un sert de témoin ; les deux autres reçoivent sous la peau de la cuisse, immédiatement avant l'inoculation virulente, 5 centimètres cubes du sérum de l'âne. Ils reçoivent tous trois à 5 h. 30 dans le sang 1/2 centimètre cube de culture du streptocoque A, du 28ᵉ passage, 2ᵉ génération du 8 novembre.

16 novembre. — Le témoin meurt sous nos yeux à 3 heures, soit en vingt et une heures et demie.

Autopsie. — Pas d'épanchement dans le péritoine ni le péricarde. Rate grosse. Streptocoques dans le sang.

A 6 heures, les deux vaccinés sont vivants : l'un va très bien, l'autre paraît avoir un peu de dyspnée.

17 novembre. — On trouve mort le matin le vacciné qui avait de la dyspnée la veille ; il est donc mort en trente heures environ. Aucune lésion, sauf une rate moyennement hypertrophiée.

A 4 heures, le second vacciné paraît malade.

18 novembre. — Le dernier vacciné meurt à 8 heures du matin, soit en soixante-cinq heures. A l'autopsie, on ne trouve rien d'autre qu'une grosse rate.

Expérience 22. — 15 novembre 1897. — Trois lapins de 2 kg.500. L'un sert de témoin, les deux autres reçoivent sous la peau de la cuisse, immédiatement avant l'inoculation virulente, 5 centimètres cubes de sérum. Tous les trois reçoivent à 5 h. 30 sous la peau de la base de l'oreille 1/8 de centimètre cube de la même culture que dans l'expérience précédente.

16 novembre, 6 heures. — Le témoin a une plaque érysipélateuse très nette à la base de l'oreille. Un des vaccinés présente de même une petite plaque érysipélateuse, l'autre est absolument indemne.

17 novembre, midi. — Mort d'un des vaccinés ; il présente à peine un peu d'érysipèle de la base de l'oreille. A l'autopsie, la rate est petite, l'intestin est dépoli ; fausses membranes dans le péritoine. Rien ailleurs.

18 novembre. — Mort du témoin à 8 heures du matin. Erysipèle généralisé, mais de moyenne intensité. Rate petite ; fausses membranes péritonéales.

21 novembre. — Mort du deuxième vacciné ; il présente le plus bel érysipèle qu'on puisse voir ; l'oreille est tombante, énorme, avec de nombreuses phlyctènes. A l'autopsie, rien. Rate petite.

La précédente expérience faite en inoculant à la base de l'oreille n'a pas grande signification en raison du mode d'inoculation ; mais voici une autre expérience confirmant la première.

Expérience 23. — 22 novembre 1897. — Trois lapins de 2 kg.500. Deux d'entre eux reçoivent sous la peau de la cuisse, immédiatement avant l'inoculation virulente, 13 et 15 centimètres cubes de sérum. Tous trois reçoivent à 6 heures du soir, dans le sang, 1/3 centimètres cubes de culture du streptocoque A du 20e passage, 3e génération.

23 novembre. — Le témoin est trouvé mort très froid ce matin. D'autres lapins inoculés avec la même dose de la même culture sont morts en six heures. A l'autopsie, rien; rate petite.

Un des vaccinés (celui qui a reçu la dose de 13 centimètres cubes de sérum) meurt à 1 heure, soit en dix-neuf heures, au lieu de six heures. Autopsie négative.

24 novembre. — On trouve mort froid le deuxième vacciné. Autopsie négative.

On peut conclure de ces expériences que le sérum de l'âne n'était pas encore très immunisant, mais qu'il jouissait cependant d'un certain pouvoir d'immunisation vis-à-vis du streptocoque A; il sera essayé dans l'avenir contre d'autres variétés du streptocoque pyogène.

Avant de clore ce chapitre, remarquons combien l'immunisation des chevaux ou de l'âne contre le streptocoque et spécialement contre le streptocoque pyogène est chose longue et dangereuse pour l'animal. Les abcès viennent continuellement compliquer la situation; épuiser l'animal et retarder l'inoculation suivante; enfin la mort survient presque toujours au bout d'un certain temps, à la suite d'une inoculation qui ne paraissait pas en principe plus dangereuse que la précédente. On n'est jamais sûr de conserver indéfiniment l'animal, quel que soit son degré d'immunité.

CONCLUSIONS

I. La question de la *Sérothérapie antistreptococcique* est actuellement assez compliquée.

II. Le sérum de Marmorek ou fabriqué d'après Marmorek, c'est-à-dire d'après les indications de cet auteur avec le streptocoque isolé par lui, immunise bien le lapin contre ce même microbe, contrairement aux affirmations de Petruschky et de van de Velde (J. Courmont).

III. Ce même sérum n'immunise pas le lapin, mais paraît au contraire le prédisposer vis-à-vis du streptocoque pyogène (J. Courmont).

IV. Cela n'a rien d'étonnant puisque le streptocoque de Marmorek doit être séparé du streptocoque pyogène. Ces deux microbes se distinguent en effet par leurs effets pathogènes sur le lapin; le *streptocoque de Mamorek* virulent ou atténué ne produit jamais qu'une septicémie généralisée; le *streptocoque pyogène*, au contraire, peu ou très virulent, produit à coup sûr, si la survie de l'animal est suffisante, les lésions suivantes : *érysipèle, abcès sous-cutanés avec tissu lardacé, péritonite purulente pseudo-membraneuse, péricardite purulente pseudo-membra-*

neuse, pleurésie purulente pseudo-membraneuse, ostéomyélite juxta-épiphysaire du jeune lapin, quelquefois des abcès du rein et du cœur (J. Courmont).

V. Les expériences de van de Velde montrent que, même en restant dans le domaine des streptocoques pyogènes, le sérum fabriqué avec un échantillon est rarement efficace pour le lapin inoculé avec un autre échantillon du streptocoque de même espèce.

Le *sérum polyvalent* de cet auteur ne paraît donc pas en principe pouvoir être efficace contre toutes les affections humaines à streptocoques.

VI. L'avenir de la sérothérapie contre les affections à streptocoques parait, à la suite des expériences précédentes, sinon définitivement compromis, du moins fortement ébranlé.

BIBLIOGRAPHIE

des travaux concernant les streptocoques pathogènes.

Pendant l'année 1896-1897 nous nous sommes livré à une étude complète de la question de la streptococcie. Bien que dans notre travail inaugural nous nous soyons borné à traiter uniquement la sérothérapie contre les affections à streptocoques, nous croyons faire œuvre utile en réunissant à la fin de ce travail la bibliographie complète de la STREPTOCCOCCIE.

1865. MARTIN, th. de Paris.

1869. HUETER, Berlin. klin. Woch., août.

1870. NEPVEU, Société de biologie.

1872. COZE et FELTZ, Recherches cliniques et expérimentales sur les matières infectieuses.

— RECKLINGHAUSEN.

— WALDEYER.

1873. ORTH, Arch. f. Path. und Pharmak.

1874. HAYEM, Note sur deux cas de myélite aiguë centrale et diffuse (Arch. de physiologie).

1875. ORTH, Arch. f. anat. med. Path.

1879. PASTEUR, Recherches sur la culture et l'inoculabilité des virus (Comptes rendus des séances de l'Académie de médecine).

1880. DOLERIS, La fièvre puerpérale et les organismes inférieurs (thèse de Paris).

880. BOUCHARD, Cours de pathologie générale.
1881. FEHLEISEN, Untersuchungen über Erysipel (Zeitung phys. med. Gesellsch. zu Würtzburg).
— — Verhandlung der Wurzburger med. Gesellschaft.
882. FEHLEISEN, Ueber die Zuchtung der Erysipelkokken auf kunstlichen Nahrboden (Deutsch med. Wochenschrift).
— — Die Ætiologie der Erysipels, Berlin.
— — Influence de l'érysipèle sur les tumeurs cancéreuses (Semaine médicale, 2 avril).
— DUPEYRAT, Traité de la pathogénie de l'érysipèle.
— CHAUVEAU, Septicémie expérimentale puerpérale (Lyon médical, p. 272).
1883. STICKLER, Virus scarlatineux (Revue de médecine, p. 788).
— CORNIL, Les microbes de l'érysipèle (Semaine médicale, 16 août).
1884. ROSENBACH, Les microorganismes dans les maladies chirurgicales infectieuses (Semaine médicale).
— DONUCI, Etude sur la pathogénie et l'anatomie pathologique de l'érysipèle (thèse de Paris).
— ARLOING, Contribution à l'étude de l'agent virulent de la septicémie puerpérale (Lyon médical).
— FRAENKEL, Deutsch. med. Wochenschrift, n° 14.
— SIREDEY, Les maladies puerpérales.
— TRUCHOT, Étude expérimentale sur le virus de la septicémie (thèse de Lyon).
— HEUBNER et BARDT, Zur Kentniss der Gelenkeiterungen bei Scharlach (Berliner klinische Wochenschrift).
— ROSENBACH, Die Microorganismen bei dem Windmf (Wiesbaden).
1885. DELPORTE, Considération sur la phlegmatia alba dolens puerpérale (th. de Paris, n° 291).
— PETITJEAN, Sur l'érysipèle (th. de Paris).
— HARTMANN, Archiv. f. Hygiene, volume VII.
— WINCKEL, Zur Lehre von den internen puerperalen Erysipel (Verhandl. der deustchen Gesellschaft f. Gyn., 1er congrès, p. 78).

1885, Fraenkel et Freudenberg, Ueber secondater Infection bei Scharlach (Centralblatt f. klinische Medicin).

— Pouge, Streptocoque dans les affections de la peau (Deutsch. med. Wochenschrift).

1886, Emmerich, De la présence du microcoque de l'érysipèle dans les habitations malpropres (Semaine méd., p. 402).

1887, Emmerick, Présence des microcoques de l'érysipèle dans les habitations (Revue de médecine, p. 89).

— Chantemesse et Vidal, Recherches sur le bacille typhique et l'étiologie de la fièvre typhoïde (voir infection secondaire, Archives de physiologie normale et pathologique, p. 217).

— Klein, Etiologie de la scarlatine; transmission par le lait du micrococcus scarlatinice (Semaine médicale, p. 220).

— Klein et Crookshank, Le microbe de la scarlatine (Semaine médicale, p. 516).

— Metschnikoff, Phagocytose dans l'érysipèle (Annales de l'Institut Pasteur, p. 197).

— Manfredi, Microcoque de tumeurs infectieuses (Annales de l'Institut Pasteur, p. 205).

— Doyen, Microbe de pus et septicémie (Bulletin de l'Académie de médecine, t. XVII, p. 296).

— Bumm, Die puerperale Wund infection (Centralblatt für Bakteriologie, p. 343).

— Von Eiselsberg, Nachveiss von Erysipelkokken in der Lüft Chirurgischir Krankenzimmer (Archives de Langenbeck, Bd. XXXV).

— Meerovitsch, De la bactériologie de l'érysipèle (inaug. Dissert., Saint-Pétersbourg).

— Pawlowsky, Ueber die Mikroorganismen des Erysipels (Berlin. klin. Woch.).

— Escherisch, Die in Blute und der Organen Scharlach Kranken gefundenen Microorganismen (Centralblatt für Bakteriologie, t. I, p. 381).

— Noorden, Ueber das Vorkommen von streptococcus bei Erysipel (id., p. 520).

1887. Fraenkel et Weichselbaum, Zeitschrift f. klin. Med.

1888. Legrain, Streptocoque non pathogène existant dans le mucus vaginal (Société de biologie, p. 640).

— Netter, Streptocoque pyogène dans la salive des sujets sains (Soc. de biologie, p. 644).

— Doyen (de Reims), Erysipèle et fièvre puerpérale (Acad. de médecine, analysé in Semaine médicale, p. 93 et 222).

— Cornil et Widal, Erysipèle et fièvre puerpérale (id., p. 223).

— Arloing, Communication sur la fièvre puerpérale (Bulletin de l'Acad. de médecine, t. XIX, p. 801).

— Dœderlein, Erysipèle interne (Semaine médicale, p. 260).

— Widal, A propos de la fièvre puerpérale (Semaine médicale, p. 461).

— Smith, Etiologie de la fièvre puerpérale (id., p. 247).

— Holst, Cancer récidivant traité par une inoculation d'érysipèle (Annales de l'Institut Pasteur).

— Hericourt et Richet, Vaccination contre le streptocoque (Comptes rendus de l'Académie des sciences).

— Widal, Sur l'infection puerpérale (Académie de médecine, 27 mai).

— Cornil, Rapport sur une communication de fièvre puerpérale et d'érysipèle (Comptes rendus de l'Académie de médecine, t. XIX, p. 725).

— — Observations sur la fièvre puerpérale (Comptes rendus de l'Académie de médecine, t. XIX, p. 879).

— Widal, Etude sur l'infection puerpérale, la phlegmatia alba dolens et l'érysipèle (thèse de Paris, n° 123).

— Bender, Uber den Erysipelcoccus (Centralblatt f. Bakteriologie [illegible] II, p. 10, 35, 70).

— Manfredi et Traversa, Sull'azione fisiologica et tossica dei prodotti di cultura dello streptococco dell' Erysipela (Centralbl. f. Bakt., t. II, p. 462. Giorn. int. dell. scienze mediche, p. 456).

1888 NEISSER, Versüche uber die Sporenbildung bei Xeronbacillen, Streptokokken und Choleraspirillen (Centralbl. f. Bakt., t. II, p. 139).

— HAYEK, Uber die Microorganismen der Erysipels (Centralbl. f. Bakt., t. I, p. 755).

— GUARNIERI.

1889. KURTH, Travail pour la connaissance du streptocoque pyogène (Berlin. klin. Wochenschrift).

— LEROY (de Lille), Etude biologique du streptocoque de l'érysipèle (Soc. de Biologie, p. 671).

— G. ROUX, L'eau de touraillon comme milieu de culture du streptocope (Soc. de Biologie, p. 507).

— ROGER, Effets des associations microbiennes, le microbe de l'érysipèle.

— ADENOT, Méningites microbiennes (thèse de Lyon).

— JANOT, Identité des streptocoques (thèse de Nancy).

— VERNEUIL et CLADO, Identité de l'érysipèle et de la lymphangite (Comptes rendus de l'Acad. des sciences).

— MAD[e] RASKINE, Contribution à l'étude étiologique de la scarlatine (en russe) (3e Congrès des médecins russes, Saint-Pétersbourg, analysé in Semaine médicale, p. 26).

— KURTH, De la présence des streptocoques pathogènes dans l'organisme (Société de médecine interne berlinoise, analysé in Semaine médicale, p. 418).

— MONTI, Rendiconti della R. Accademia di Lincei, N. V.

— LENHARTZ, Beitrag zur Kentniss der Sekundaraffektionen bei Scharlach (Centralbl. f. Bakt., t. V, p. 317).

— MARIE RASKIN, Ætiologie der wichtigsten Complicationen der Scharlach (ibid., p. 286).

— — Klinische experimentelle Untersuchungen über Sekundaraffektionen bei Scharlach (ibid., p. 433-465).

— MICROVITCH, Etiologie de l'érysipèle (ibid., p. 406).

— FRAENKEL, Zur Lehre von der Identität des Streptococcus pyogenes und Streptococcus erysipelatis (ibid., t. VI, p. 691).

1889. Buch Zur Pathologie und Therapie des Erysipels (ibid., p. 389).
— Babes, Einige erklärende Bemerkungen zu bacteriologischen Mittheilungen.
— Fraenkel, Identité des streptocoques, t. VI, p. 691.
1890. Roux et Yersin, Annales de l'Institut Pasteur.
— Roger, Modifications du sérum à la suite de l'érysipèle (Comptes rendus de la Soc. de Biologie).
— Lannelongue et Achard, Ostéomyélite à streptocoques (ibid., p. 298).
— Mosny, Broncho-pneumonie erysipélateuse sans érysipèle externe (Comptes rendus de l'Académie de médecine, p. 236).
— Würtz et Bourges, Recherches bactériologiques sur l'angine pseudo-diphtérique de la scarlatine (Arch. de médecine expérimentale, p. 341).
— Hanot et Luzet, Note sur le purpura à streptocoques au cours de la méningite cérébro-spinale à streptocoques (ibid., p. 341).
— Leroy (de Lille), Biologie du microbe de l'érysipèle (Comptes rendus de la Société de biologie, p. 104).
— Sevestre, Angine scarlatineuse privée pseudodiphtérique (Société médicale des hôpitaux, 9 mai).
— Netter, Pleurésie purulente (ibid., p. 185).
— Jaccoud, Septicémie spontanée (Semaine médicale, p. 313).
— Vaillard, Streptocoque et grippe (Société médicale des hôpitaux, 7 février).
— Courmont et Jaboulay, Etude comparative sur le streptocoque et le staphylocoque.
— Courtois-Suffit, Pleurésies purulentes (thèse de Paris, n° 95).
— H. Bourges, Angine de la scarlatine. Recherches cliniques et bactériologiques (thèse de Paris, n° 109).
— Damain, E., Etude sur la malignité et les infections secondaires dans la scarlatine (thèse de Paris, n° 237).
— Gabs, Identité des streptocoques de l'érysipèle.

1890. DOLÉAS, Étude sur l'érysipèle des nouveau-nés (thèse de Paris, n° 276).

— BONOME, Uber die Unterscheidungsmerkmale zwischen dem Streptococcus des epidemischen cerebrospinal Meningitidis und der Diplococcus pneumoniae. (Centralbl. f. Bakt., t. VII, p. 402).

— BORDONNI UFFREDUZZI, Neuer Streptococcus oder Diplococcus lanceolatus (ibidem, p. 670).

— BONOME, Noch ein Wort über die Unterscheidung zwischen Streptococcus Meningitidis und Diplococcus pneumoniae. (t. VIII, p. 172).

— HELL, Vergleichende Untersuchungen uber die Brustseuchekokken, und die Streptokokken des Erten und Erysipels (ibid., p. 365).

— NEUMANN, Ist der Micrococcus pyogenes tenuis (Rosenbach) mit dem Pneumonicoccus (Fraenkel-Weichselbaum) identisch? (ibid., p. 177).

— KURTH, Beiträge zur Kentniss des Vorkommens der pathogenen Streptokokken ins menslichen Körper (ibid., t. VII, p. 340).

— BUMM, Zur Ætiologie des septischen Peritonis (ibid , p. 97).

— — Ueber die Aufgaben weiterer Forschungen auf dem Gebiete der puerperalen Wundinfektion (t. VII, p. 541).

1891. ARLOING, Les virus.

— ROGER, Atrophie musculaire expérimentale (Comptes rendus de l'Acad. des Sciences, 26 octobre).

— — Produits solubles du streptocoque (Soc. de Biologie. 4 juillet).

— BOURGES, Revue générale sur le streptocoque (Gaz. hebdomadaire).

— VINCENT. Recherches bactériologiques sur l'infection mixte par le streptocoque et le bacille typhique (Soc. médicale des hôpitaux, 13 novembre).

— SEVESTRE, De l'angine scarlatineuse précoce (Soc. méd. des hôpitaux, 9 mai).

— BABES, Sur les associations bactériennes dans la tuberculose.

1891. VON LENGELSTREIM, Recherches expérimentales sur les différents streptocoques (analysé in Semaine médicale, p. 428, Zeitschrift f. Hygiene, X, 2).

— LANNELONGUE et ACHARD, Étude des ostéomyélites à staphylocoques et à streptocoques (Annales de l'Institut Pasteur, avril).

— VERNEUIL et BERETTA, Influence des associations microbiennes sur l'évolution des abcès froids (Semaine médicale, p. 373).

— CROOKSHANK, Différenciation du streptocoque pyogène et du streptocoque de l'érysipèle (analyse ibid., p. 330. Original in Congrès international d'hygiène de Londres).

— ACHALME, Considérations pathologiques et anatomo-pathologiques sur l'érysipèle, ses formes et ses complications. Essai sur la virulence du streptocoque (thèse de Paris, n° 158).

— BARBIER, Associations microbiennes dans la diphtérie (Comptes rendus de l'Acad. de médecine, t. XXX, p. 927).

— DULÉRY, Pneumonie érysipélateuse (ibid., t. XXV, p. 398).

— CROOKSHANK, On streptococcus pyogenes (Centralbl. f. Bakt., t. II, p. 306).

— — On the question of the identity of streptococcus pyogenes with streptococcus erysipelatis (ibid., p. 648).

— FISCHER, Bacteriologische und anatomische Untersuchungen ueber die Lymphangisch der Extremitäten (ibid., p. 648).

— LAVY, Uber den Microorganismen der Esterung, ihre Spezifität, Virulenz, ihre diagnostische und prognostische Bedlung (ibid., p. 642).

— REICHEL, Uber Immunität gegen das Virus von Eiterkken, (ibid., p. 130).

— JORDAN, Ueber die Etiologie des Erysipels (ibid., p. 172).

— BEHUNG, Zeitschrift. f. Hygieno.

1892. ROGER, Atrophie musculaire progressive expérimentale (Annales de l'Institut Pasteur).

1892. Roger, Contribution à l'étude expérimentale du streptocoque de l'érysipèle (Revue de medecine, p. 929).

— Mme Sieber-Schumoff, Recherches sur les streptocoques (en russe) (analyse in Revue de Médecine, p. 601).

— Sponck, Tumeurs malignes et maladies infectieuses (Annales de l'Institut Pasteur).

— D'Espine et Marignac, Note sur une espèce particulière de streptocoque retiré du sang d'un scarlatineux (Archives de méd. expérimentale et d'anat path., p. 458).

— Guérin, Infection purulente et septicémie puerpérale (Bulletin de l'Acad. de méd., t. XXVII, p. 103, 397).

— D'Espine, Streptocoque dans le sang des scarlatineux (Bulletin de l'Acad. de méd., p, 803, et Semaine médicale, p. 220).

— Verneuil, Association microbienne (ibid., t. XXVIII, p. 483).

— Doleris et Bourges, Association du streptocoque pyogène et du Proteus vulgaris (Comptes rendus de la Soc. de Biologie).

— Barbier, Sur un streptocoque particulier trouvé dans les angines à fausses membranes (Archives de méd. expériment. et d'anatomie pathol.).

— Richardière, Phlegmatia alba dolens et puerpuérale, et érysipèle (ibid., p. 340).

— Le Dentu, Infection par le streptocoque dans la variole (ibid., p. 248).

— Doleris, Sur les injections purpuérales (ibid., p. 188).

— Marot, Sur un caractère différentiel d'un streptocoque buccal (Soc. de Biologie, 15 décembre).

— Vincent, Résultats expérimentaux de l'association du streptocoque pyogène et du bacille typhique (Soc. de Biologie, 2 juillet.

— Chatin, Contribution expérimentale à la recherche des streptocoques dans l'air athmesphérique (thèse de Lyon).

— Marote, Sur un streptocoque (thèse de Paris, n° 106).

1892. BASSET, La septicémie puerpuérale atténuée, formes cliniques. Bactériologie. Traitement (thèse de Paris).

— LEMAIRE, Contribution à l'étude de l'érysipèle des nouveau-nés (thèse de Paris, n° 406).

— V. SCHNEIDER, Uber Mischkult. von Streptokokken u. den Diphteribacillen (Centralblatt f. Bakt. t. II, p. 289).

— COMBEMALE et LAMY, A propos d'un bubon scarlatineux; recherches bactériologiques (ibid., p. 104).

— JORDAN, Die Ætiologie des Erysipels (ibid., p. 561).

— SORINSEM, Ueber Scharlachdiphterische (ibid., p. 675).

— KIRCHNER, Zur Lehre von Identität der Streptococcus pyogenes und Streptococcus erysipelatis (ibid. t. IX, p. 749).

— HOLST, Neue Versucht mit Streptokokken von menschlichen Krankeitsfallen (Zur Erysipel Impfung).

— KURSH, Ueber Unterscheidung der Streptokokken und über das Vorkommen derselben in besondere des Strepto coccus conglomeratus bei Scharlachs (ibid. p. 53).

— VON SCHNEIDER, Ueber Mischkulturem von Streptokokken u. den Diphterichbacillen (ibid., t. X, p. 299).

— BEHRING (ibidem).

— BABÈS et BROCA (ibid.).

— DE MARBAIX, La cellule.

1893. VINCENT Résultats de l'association du streptocoque et du bacille typhique (Semaine médicale, p. 343).

— BARBIER, Sur un mode d'infection septique par le streptocoque dans la grippe (Soc. de Biologie, 24 juin).

— COMBY, Influence néfaste de l'érysipèle sur la tuberculose pulmonaire (Semaine médicale, p. 39).

— HANOT, Infection par le streptocoque au cours de la grippe (ibid., p. 357).

— BERGE, Pathogénie de la scarlatine (Soc. de Biologie, p. 1012).

— CHOUPPE, Remarque sur la note précédente (ibid., p. 1014).

— RICOCHON, Pathogénie de la scarlatine (ibid., p. 1046).

1893. SABRAZÈS et CHAMBREBUT, Nouvelles recherches expérimentales sur le passage des microbes de la mère au fœtus (ibid., p. 388).

— MIRONOFF, Immunisation de lapins contre le streptocoque et du traitement de la septicémie streptococcique par le sérum de animaux vaccinés. (Soc. de Biol., 15 avril).

— WATTEAU, Contribution à l'étude de l'influence des affections à streptocoques sur l'évolution de la tuberculose pulmonaire (thèse de Paris, n° 134).

— PETIT, De l'infection par le streptocoque au cours et au déclin de la grippe (thèse de Paris, n° 315).

— HORAY, De l'érysipèle atténué primitif (thèse de Paris, n° 394).

— COHAYESCO, Scarlatine pharyngée; de ses infections secondaires aux organes voisins (thèse de Paris).

— VAUDREMIR, Méningites suppurées non tuberculeuses (Comptes rendus de l'Acad. de méd., t. XXX, p. 448).

— DOLÉRIS et BOURGES, Sur un streptocoque à courtes chaînettes trouvé dans le pus d'un abcès pelvien (Soc. de Biol., 30 décembre).

— BOURGES, Myélite diffuse expérimentale par érysipélocoque (Arch. de méd. expér.).

— PASQUALE, Streptocoque liquéfiant (Giornale med.).

— KNOW, Immunisation contre le streptocoque (Zeitschrift f. Hygiene).

— KURTH, Streptocoque dans les affections de la peau (Arbeit. aus dem Kaiser. Gesundheitsamte, t. VIII, 1891-1893).

1894. SCHALME, L'érysipèle (Archives de physiologie normale et pathologique, Paris).

— PROUST, Paralysie consécutive à une angine pseudo-membraneuse à streptocoques (Semaine médicale, p. 567).

— RICOCHON, Pathogénie de la scarlatine (ibid., p. 7).

— CATRIN, De la virulence variable du streptocoque de l'érysipèle (Discussion de Widal, Semaine médicale des hôpitaux, 11 mai).

1894. COLEY (de New-York), Traitement des tumeurs malignes par injections de toxines de l'érysipèle (3e Congrès des médecins et chirurgiens américains, analysé in Semaine médicale, p. 270).

— WIDAL et THÉRÈSE, Purpura et érythème infectieux à streptocoques (Société médicale des hôpitaux, 9 février).

— METSCHNIKOFF, Immunité dans les maladies infectieuses. 8e Congrès international d'hygiène, Budapest. Analyse in Semaine médicale, p. 408.

— GILBERT et DOMINICI, Infection expérimentale des voies biliaires par le streptocoque, le staphylocoque doré et le pneumocoque (Semaine médicale, p. 101).

— WIDAL et BEZANÇON, Endocardite végétante expérimentale par un streptocoque d'origine salivaire sans traumatisme valvulaire. Société médicale des hôpitaux, 20 avril.

— — Les streptocoques de la bouche normale et pathologique, ibid., 27 juillet.

— CHAUFFARD, Sur l'infection streptococcique (Semaine médicale).

— AUCHE et HOBBS, Contribution à l'étude des complications médullaires de la variole (Congrès de Lyon).

— ŒTTINGER et MARINESCO, De l'origine infectieuse de la paralysie ascendante aiguë. Semaine médicale, 30 janvier.

— PROUST et BOURGES, Paralysie consécutive à une angine non diphtéritique (Comp. rend. de l'Acad. de médecine, t. XXXII, p. 638).

— BABÈS et BROCA, Annales de l'Institut de pathologie et de bactériologie de Bucharest.

— LEROUX, De l'impétigo des enfants.

— VEILLON, Recherches sur l'étiologie et la pathogénie des angines aiguës non diphtéritiques (Arch. de méd. exp. p. 161).

— CROCHET, Accidents nerveux de l'érysipèle (th. de Paris).

1894. ARTAUD, Contribution à l'étude de l'action physiologique des toxines microbiennes (th. de Lyon).

— AHMED VASFI, Etude sur la pathogénie de l'érysipèle à répétition. Rôle du streptocoque et variation de la toxicité urinaire (th. de Lyon).

— BABÈS, Ueber die durch Streptokokken bedeng. Lebensentartung (Centralbl. f. Bakt., p. 868).

— PANE, Ueber die Bedengungen unter welchen der Streptococcus pyogenes die Nährgelatine verflunsgt. (ibid., t. XVI, p. 228).

— EMMERICH, Die Heilung des Milzbrandes durch Erysipelserum.

— PETRUSCHKY, Untersuchungen über Infektion mit pyogenen Kokken Bluntersuchungen bei lebenden Kranken, t. XVI, p. 531.

1895. MARMOREK, Sur le streptocoque. Compt. rend. de la Société de biologie, p. 123.

— — Le sérum antistreptococcique, ibid., 230.

— CHARRIN et ROGER, Essai d'application de la sérumthérapie au traitement de la fièvre puerpérale (Soc. de Biol., 23 février).

— — Sérumthéraphie dans quelques affections streptococciques, ibid., 30 mai.

— GROMAKOWSKY, Immunisation de lapins contre le streptocoque de l'érysipèle et traitement des affections érysipélateuses par le sérum du sang d'animal vacciné (Annales de l'Institut Pasteur, p. 621).

— MARMOREK, Streptocoque et sérum antistreptococcique (ibid., p. 593).

— JOSUÉ et HERMARY, Septicémie puerpérale traitée par le sérum antistreptococcique (ibid., p. 340).

— JACQUOT, Même sujet (ibid., p. 358).

— — Action du sérum de Marmorek sur la fièvre puerpérale (Semaine médicale, p. 212-225).

1895. LEMOINE, Variabilité de quelques caractères de culture de streptocoque (Soc. de Biologie, p. 851.

— WIDAL et BEZANÇON, Myélites infectieuses expérimentales causées par le streptocoque (ibid., p. 104).

— ARLOING et CHANTRE, Variations morphologiques et pathologiques de l'agent de l'infection purulente chirurgicale (Archives de physiologie normale et pathologique).

— G. ETIENNE, Notes sur les streptocoques décolorables par la méthode de Gram (Archives de médecine expérimentale, p. 503).

— ROGER, Des infections pneumococciques dans l'érysipèle (Revue de médecine. p. 281).

— LEMOINE, Angines non dipthéritiques (Annales de l'Institut Pasteur, p. 877).

— — Microbiologie de l'angine scarlatineuse (Société médicale des hôpitaux, 20 décembre).

— YANOWSKI, Coexistence de l'érysipèle et de la rougeole (Semaine médicale, p. 444).

— HALLOPEAU, Action curative de l'érysipèle sur le lapin (Société de dermatologie, 12 décembre).

— WASSILIEW, Cas de lupus guéri par un érysipèle intercurrent (Deutsch. med. Wochenschrift, 16 mai, analysé in Semaine méd., p. 23).

— PICOT et HOBBS, Endocardite ulcéro-végétante dans un cas de streptococcie généralisée (Sem. méd., p. 383).

— D'ESPINE, Le streptocoque scarlatineux (Sem. médicale, p. 224).

— DE CERENVILLE et TAVEL, Contribution à l'étude du streptocoque et de l'entérite streptococcique (Annales suisses des sciences médicales, II, 11; analyse in Semaine méd., p. 410).

— EGUET, Différenciation des streptocoques (ibid.).

— ROMMELAIRE, Sur le sérum antistreptococcique (Acad. de médecine de Belgique, 28 décembre).

1895. PERDRIAT, Des érythèmes infectieux prolongés (érythèmes scarlatiniformes) (thèse de Paris).

— VILLENEUVE, Conjonctivite à streptocoques (thèse de Paris).

— PATÉ, Essai d'étude clinique sur le traitement de l'infection puerpérale par sérums antistreptococciques et les injections d'eau salée intraveineuses (thèse de Paris).

— LARAN, Traitement de l'injection puerpérale par le sérum de Marmorek (thèse de Paris).

— DENYS et LECLEF, Sur l'immunité conférée au lapin vacciné contre le streptocoque (la cellule).

— CZERNY, Ueber Heilversuche bei malignen Geschwälsten mit Erysipeltoxienen (Centralbl. f. Bakt., t. XVIII, p. 471).

— PARASCANDALO, Recherche batteriologische comparative sullo Streptococcus pyogenes, erysipelatis e su di uno streptococcus isolato dal sangue di otto infirmi di pioimia (ibid., t. XVIII, p. 132-291).

— SCHULER, Brustkrebs durch das Emmerich-Sihsllsche Erysipelserum geherlt (ibid., p. 601).

— CZAYKOWSKI, Ueber die Mikroorganismen im Blute von Scharlachkranken (ibid., p. 116).

— WIDAL, Article Streptococcie, in Traité de médecine et de thérapeutique.

1896. VAN DE VELDE, Contribution à l'immunisation du lapin contre le staphylocoque et le streptocoque pyogène (Annales de l'Institut Pasteur).

— MARMOREK, Traitement de la scarlatine par le sérum anti-streptococcique (ibid.).

— ROGER, Congrès de Nancy.

— ROUX, Le bouillon de touraillon acide comme milieu de culture du streptocoque (Soc. de Biologie).

— CLAUDE, Myélite aiguë par toxines du streptocoque et du staphylocoque (ibid., p. 547).

1896 Méry, Abcès multiples à pneumocoques et à streptocoques consécutifs à des injections de caféine dans un cas de pneumonie et dans un cas de diphtérie complexe (ibid.).

— — Streptocoque réfractaire à l'action du sérum de Marmoreck (ibid.).

— Boucheron, Cataracte chez les diabétiques en état de streptococcie ; sérum antistreptococcique injecté préventivement (ibid.).

— — La sérothérapie antistreptococcique dans la streptococcie oculaire (ibid.).

— Homen, Streptocoque et ses toxines ; action sur les nerfs, les ganglions spinaux et la moelle épinière (ibid.).

— Thibierge et Bezançon, Rôle pathogénique du streptocoque dans l'ecthyma (ibid).

— Rœmlinger, Maladie de Landry due à l'infection par le streptocoque (ibid.).

— Carlo-Parascandolo, Expérienc s séro thérapeutiques contre les infections par les microbes pyogènes et contre l'érysipèle (Archives de méd. expér.).

— Vaillard, Hérédité de l'immunité acquise (Ann. de l'Inst. Pasteur).

— F. Widal-Bezançon, Des diverses variétés de streptocoques; insuffisance des caractères morphologiques et biologiques invoqués pour leur différentiation (ibid.).

— — Revision des angines à streptocoques (Soc. méd. des hôpit., 13 mars).

— Lemoine, Variabilité dans la forme et les caractères du streptocoque (Arch. méd. expér., p. 150).

— Roux, Article streptocoque (Traité de pathologie génér. Bouchard).

— Susset et Rouge, Un cas très grave de streptococcie puerpérale traitée par le sérum de Marmoreck (Revue de médecine).

— Trouessart, Diagnostic bactériologique des maladies microbiennes.

1896. A propos de la sérothérapie de l'érysipèle (Société de Thérapeutique).

— Rondot (de Bordeaux), Effets du sérum antistreptococcique dans quelques cas d'érysipèle, de suppuration postérysipélateuse et de péritonite aiguë (Congrès français de médecine interne, Nancy).

— Lemoine et Widal, Recherches sur le sang et divers liquides provenant de scarlatineux (Société médicale des hôpitaux, 20 mars).

— — La scarlatine à l'hôpital des enfants malades (ibid., 8 mai).

— Charpentier-Dubrissay, Bar et Tissier, Budin, Fièvre puerpérale et Sérothérapie (Société obstétricale de France, 10 avril).

— Romelacre. Du mécanisme conféré au lapin par l'injection de sérum antistreptococcique du cheval et d'un nouveau moyen d'application de ce sérum (Acad. de médecine de Belgique, 28 mars).

— Baginski, Du sérum antistreptococcique dans la scarlatine (Soc. de méd. berlinoise, 4 et 11 mars).

— Josias, De l'emploi du sérum de Marmorek dans la scarlatine (Soc. de thérapeutique, 13 mai).

— Denys et Marchand, De l'immunité conférée au lapin par l'injection de sérum antistreptococcique de cheval (Bulletin de l'Acad. royale de Belgique).

— Pétruschky, Du sérum antistreptococcique (Zeichchrift f. Hygiene u. Infectionskrankheiten, XXII, 3).

— — Expériences décisives relatives à la spécificité du streptocoque de l'érysipèle (ibid., XXIII, 1, p. 142).

— Koch et Pétruschky, Recherches sur l'inoculation de l'érysipèle chez l'homme (ibid., t. XXIII, f. 3. p. 457).

— — Des angines couenneuses non diphtéritiques (Comptes rendus de l'Acad. de méd., p. 31).

— Delore, Esquisse de la septicémie (ibid., p. 668).

— Pinard, Injection de sérum et septicémie (ibid., t. XXXV, p. 718).

1896. MACAIGNE et BALLET, Streptocoque dans une péricardite rhumatismale (Médecine moderne).
— SHEIN, Septicémie; sérum antistreptococcique, mort (Brit. med. J., 19 décembre).
— ORLANDI, Les infections streptococciques (Gaz. dei Osped., 20 décembre).
— ERNST, Identité des streptocoques; description d'une nouvelle variété (Transac. Assoc. américaine phys., t. XI, p. 31).
— WILLIAMS, La valeur du sérum antistreptococcique dans le traitement des septicémies puerpérales graves (Brit. med. J., 31 octobre).
— ORLANDI, De l'infection streptococcique (Gaz. med. Torino, 22 octobre).
— INGERSLER, Scarlatine chirurgicale suite de lymphangite brachiale (Zeits. f. klin. Med., t. XXXI, p. 171).
— EDGAR M. CROOKSHANK, Bacteriologie and infective Diseases, Londres.
— DUBOIS, Les angines scarlatineuses, leur traitement par le sérum de Marmorek (th. Lilbe).
— DUBOST, Etude sur les complications septicémiques et pyohémiques des angines aiguës non diphtéritiques (th. de Paris).
— KLEIN, Etude des substances immunisantes des microbes spécifiques (Centralb. f. Bakt., XX, p. 417).
— KURTH, Bemerkung. zum angeblichen Vorkommen des Streptococcus involutus beim gesunden Vich. in Sardinien und Mittheilung über weiter. Befund. (ibid., p. 168).
— AROMON, Ueber Antistreptokokkenserum (ibid., p. 885).
— PETRUSCHKY, Versuche mit Antistreptokokkenserum (ibid., p. 173).
— SEITZ, Streptococcus aggregatus (ibid., p. 854).
— BULLOCH, The rol of the streptococcus pyogenes in human pathology (ibid., p. 241).
— — Streptococcus pyogenes and antistreptococusserum (ibid., p. 273).

1896. Laitinien, Ueber Streptococcustoxin und dessen Werkung auf das Nervensystem (ibid., p. 242).

1897. Méry et Lorrain, De l'action du sérum de Marmorek sur les streptocoques des scarlatineux (Soc. de biologie, 13 février).

— — Streptocoques et sérum de Marmorek (Soc. de biol., 20 février).

— Boucheron, Sérum antistreptococcique dans la sinusite ma[illegible] aiguë et dans le phlegmon aigu du sac lacrymal (Soc. de biol., 27 février).

— J. Bordet, Contribution à l'étude du sérum antistreptococcique (Annales de l'Institut Pasteur, mars).

— J. Courmont, Le sérum de Marmorek n'immunise pas le lapin contre le streptocoque de l'érysipèle (Soc. de biol., 13 mars).

— Boucheron, Sérothérapie dans certains rhumatismes streptococciques et dans certaines crises rhumatismales.

— H. van de Velde, De la nécessité d'un sérum antistreptococcique polyvalent pour combattre les streptococcus chez le lapin (Arch. de méd. exp., juillet).

— J. Courmont, Le streptocoque de l'érysipèle et celui de Marmorek sont deux espèces microbiennes différentes (Soc. biol., 24 juillet).

— Rodet, Réflexions sur la spécifité des propriétés acquises par les tumeurs des animaux immunisés et sur la méthode de préparation des sérums antitoxiques (Soc. biol., 8 octobre).

— Roger, Sur le rôle protecteur du poumon contre l'infection streptococcique (ibid., 23 octobre).

— Lemoine, Streptocoques de l'érysipèle influencés par le sérum de Marmorek (ibid., 23 octobre).

— Balzer et Griffon, Le streptocoque agent pathogène constant de l'impétigo et de l'eczéma (ibid., 23 octobre).

— H. Lemoine, Le streptocoque (Gazette des hôpitaux).

— Denys (de Louvain), Sur l'emploi du sérum antistreptococcique (Congrès international de médecine de Moscou).

1897. ROGER, Etude sur l'immunité, Rôle et importance des modifications humorales dans l'immunité (Congrès de Moscou).

— RACZINSKI, Influence des toxines du streptocoque pyogène et du bouillon coli communis sur la circulation (Deuts. Arch. f. klin. Med., LVIII, p. 27).

— ERNST, Streptococci... a new variety : streptococcus aureus liquifians (Transact of Assoc. of Amer. phys., XI, p 31).

— FRED. NEUFELD, Les affections à streptocoques ont-elles la propriété de développer dans le sang humain les corps antagonistes (Deut. med. Woch., p. 162, 11 mars).

— CARRIERI, Erysipèle, injection de sérum antistreptococcique. Mort (Journal méd. de Bordeaux, 21 février).

— J. COURMONT, Nouvelles expériences (Soc. de biologie, 11 décembre).

TABLE DES MATIÈRES

Lyon. — Imp. Pitrat Ainé, A. REY Succ., 4, rue Gentil. — 16563

ERRATA

Page 7, ligne 22, *au lieu de* l'observation d'une jument et d'un âne, *lire* l'observation de trois chevaux et d'un âne.

Page 51, dans le tableau des passages, au 30e passage, *au lieu de* Culture du 3e passage, *lire* culture 3e génération.

Page 58. Indication bibliographique [1], *au lieu de* Sur le microbe de l'ostéomyélite, *lire* Sur les microbes de l'ostéomyélite.

Page 70, 21e ligne, *au lieu de* une première saignée, *lire* une saignée.

Bibliographie.

Page 78, ligne 14, *au lieu de* Cornil, *lire* Cornil et Babes ; *id. au lieu de* Semaine médicale, 16 août, *lire* Société médicale des hôpitaux, 10 août.

— ligne 17, *au lieu de* Semaine médicale, *lire* Assemblée des naturalistes et médecins allemands, Magdebourg, analyse *in* Semaine médicale, p. 377.

Page 80, ligne 6, *au lieu de* Semaine médicale, *lire* Assemblée des naturalistes allemands, Berlin, analyse *in* Semaine médicale, p. 402.

— ligne 14, *au lieu de* Semaine médicale, p. 226, *lire* Local Government Board, analyse *in* Semaine médicale, p. 226.

Page 90, ligne 9, *au lieu de* id. p. 223, *lire* Académie de médecine, 20 mai.

— ligne 14, *au lieu de* Semaine médicale, p. 401, *lire* Académie de médecine, 19 juin.

— ligne 16, *au lieu de* Semaine médicale, p. 247, *lire* Société royale de médecine et de chirurgie, Londres, 27 novembre, analysé in Semaine médicale, p. 401.

Page 91, ligne 6, Guarnieri, *ajouter* Centralbl. f. Bakt., t. I.
— ligne 14, *ajouter* ibid., p. 35.
— ligne 33, *au lieu de* MUROVITCH, *lire* MEEROVITCH.

Page 92, 4e ligne, *ajouter* ibid., p. 11.
— ligne 28, *au lieu de* Etude comparative sur le staphylocoque et le streptocoque, *lire* Sur les microbes de l'ostéomyélite infectieuse (Soc. de Biol., 17 mai).

Page 94, ligne 1, *au lieu de* von Lengelstreim, *lire* von Lingelsheim.

Page 99, ligne 12, *ajouter* ibid.
— ligne 15, *ajouter* ibid.

Page 103, ligne 32, *ajouter* Empis (rapporteur).

ADDENDA (BIBLIOGRAPHIE)

1869. HALLIER, Examen du sang des scarlatineux.

1885. POWER, La scarlatine du lait à Londres.

1887. KLEIN, Proceedings of the Royal Society, vol. XLII.

— POWER, Epidémie de scarlatine causée par du lait provenant de vaches malades (Local Government Board).

1889. HOLST, Untersuchugen uber das Verhältniss der Bakterien (ibid., t. VI).

1890. MOSNY, Etude sur la bronchopneumonie, th. de Paris.

1893. KURTH, Arbeit aus dem Kais. Gesundheitsamte, B. VII, p. 389.

1894. STRAUSS, Infections secondaires dans la phtisie (Semaine médicale, p. 253).

1897. COURMONT, Précis de bactériologie pratique.

— WARTZ, Précis bactériologique clinique.

— DENYS et LECLEF, Sur le mécanisme de l'immunité chez le lapin vacciné contre le streptocoque pyogène (La Cellule, t. XI, fascicule 1er).

LIBRAIRIE J.-B. BAILLIÈRE ET FILS

TRAITÉ DE MÉDECINE ET DE THÉRAPEUTIQUE

PAR

P. BROUARDEL
Doyen de la Faculté de Médecine de Paris,
Membre de l'Institut.

A. GILBERT
Professeur agrégé à la Faculté de Médecine de Paris,
Médecin de l'Hôpital Broussais.

10 volumes in-8 de 900 pages, illustrés de figures, à 12 francs le volume.

Tomes I et II. — **Maladies microbiennes.** — *Maladies microbiennes en général*, par Girode. — *Variole*, par Auché. — *Vaccine*, par Surmont. — *Rougeole, Diphtérie*, par Grancher. — *Coqueluche, Oreillons*, par Legroux et Hudelo. — *Erysipèle et Streptococcie*, par Widal. — *Pneumococcie*, par Landouzy. — *Staphylococcie*, par Courmont. — *Coli-bacillose*, par Gilbert. — *Fièvre typhoïde*, par Brouardel et Thoinot.
Typhus exanthématique, par Netter. — *Choléra*, par Thoinot. — *Dysenterie*, par Vaillard. — *Rhumatisme articulaire aigu*, par Widal. — *Tuberculose*, par Straus. — *Syphilis, Blennorragie*, par Balzer. — *Morve, Charbon, Rage*, par Ménétrier. — *Tétanos*, par Vaillard.

Tome III. — **Maladies parasitaires. — Intoxications. — Affections constitutionnelles. — Affections de la peau.** — *Maladies produites par les animaux*, par Girode. — *Filariose*, par Lancereaux. — *Trichinose*, par Brouardel. — *Paludisme*, par Laveran. — *Saturnisme, hydrargyrisme*, par Letulle. — *Alcoolisme*, par Lancereaux. — *Empoisonnements par l'arsenic, le phosphore, l'oxyde de carbone, les champignons, etc.*, par Wurtz. — *Obésité, goutte, diabète*, par Richardière. — *Cancer*, par Gombault. — *Rhumatismes chroniques*, par Teissier et Roque. — *Pellagre, Myxœdème*, par Gaucher et Barbe. — *Scorbut*, par Richardière. — *Maladies de la peau*, par Gaucher et Barbe.

Tome IV. — **Maladies du tube digestif et du péritoine.** — *Maladies de la bouche et du pharynx*, par J. Teissier et Roque. — *Maladies de l'œsophage*, par Gaillard. — *Maladies de l'estomac*, par Hayem et Lion. — *Maladies de l'intestin*, par Galliard. — *Entérites infantiles*, par Hutinel.

Tome V. — **Maladies du foie, de la rate, du pancréas, des reins, de la vessie et des organes génitaux.** — *Maladies du foie*, par Gilbert, Surmont et Fournier. — *Maladies de la rate*, par Launois. — *Maladies du pancréas*, par Richardière. — *Maladies des reins*, par A. Chauffard. — *Maladies de la vessie et des organes génitaux de l'homme*, par L. Guinon. — *Maladies des organes génitaux de la femme*, par Siredey.

Tome VI. — **Maladies de l'appareil circulatoire.** — *Cœur*, par Merklen. — *Artères*, par Roger. — *Veines*, par Widal. — *Sang*, par Parmentier.

Tomes VII et VIII. — **Maladies de l'appareil respiratoire.**

Tomes IX et X. — **Maladies du système nerveux.**

TRAITÉ DE CHIRURGIE CLINIQUE ET OPÉRATOIRE

PAR

A. LE DENTU
Professeur à la Faculté de Médecine de Paris,
Membre de l'Académie de Médecine.

PIERRE DELBET
Professeur agrégé à la Faculté de Médecine,
Chirurgien des Hôpitaux.

10 volumes in-8 de 900 pages, illustrés de figures, à 12 francs le volume.

Tome I. — **Pathologie générale. — Maladies de l'appareil tégumentaire.** — *Contusions et plaies*, par H. Nimier. — *Traumatismes*, par A. Ricard. — *Phlegmons, Septicémie, Infection purulente*, par J.-L. Faure. — *Brûlures et froidures*, par A. Le Dentu. — *Gangrènes, ulcères, fistules*, par C. Lyot. — *Cicatrices*, par C. Lyot. — *Tuberculose et abcès froids*, par A. Le Dentu. — *Charbon et pustule maligne*, par C. Lyot. — *Néoplasmes*, par P. Delbet. — *Maladies de l'appareil tégumentaire*, par J.-L. Faure.

Tome II. — **Maladies des os.** — *Fractures*, par Rieffel. — *Maladies non traumatiques des os*, par Mauclaire.

Tome III. — **Articulations, muscles, tendons, gaines et bourses séreuses.** — *Lésions traumatiques des articulations*, par Cahier. — *Maladies inflammatoires des articulations en général*, par Mauclaire. — *Arthropathies nerveuses*, par Chipault. — *Ankyloses et tumeurs articulaires*, par Mauclaire. — *Arthrites tuberculeuses*, par Michel Gangolphe. — *Muscles, tendons et synoviales tendineuses et bourses séreuses*, par Lyot.

Tome IV. — **Nerfs, artères, veines lymphatiques, crâne, rachis et moelle.** — *Nerfs*, par Ed. Schwartz. — *Artères*, par Pierre Delbet. — *Veines*, par Ed. Schwartz. — *Lymphatiques*, par H. Brodier. — *Crâne, encéphale, rachis et moelle*, par A. Chipault.

Tome V. — **Œil, Oreilles, Nez, Face, Mâchoires.** — *Œil*, par A. Terson. — *Oreilles et Nez*, par Castex. — *Face*, par Le Dentu. — *Mâchoires*, par Nimier.

Tome VI. — **Bouche, cou et poitrine.** — *Bouche : lèvres, langue, glandes salivaires, plancher de la bouche*, par H. Morestin. — *Œsophage*, par Michel Gangolphe. — *Larynx et trachée*, par Lubet Barbon. — *Corps thyroïde*, par Lyot. — *Cou*, par Arrou. — *Poitrine*, par Souligoux.

Tome VII. — **Mamelle, abdomen et intestin.** — *Mamelle*, par Binaud. — *Abdomen, Péritoine, Intestin*, par A. Guinard. — *Hernies*, par Jaboulay.

Tome VIII. — **Abdomen** *(suite)* **et organes urinaires.** — *Mésentère, pancréas, rate*, par F. Villar (de Bordeaux). — *Foie et voies biliaires*, par Faure. — *Rectum et anus*, par Pierre Delbet. — *Reins, capsules surrénales, uretères*, par Albarran.

Tome IX. — **Organes génito-urinaires de l'homme.** — *Vessie*, par Albarran. — *Urètre, Prostate*, par Albarran et Legueu. — *Organes génitaux de l'homme : vésicules séminales, cordon, testicules, pénis*, par Sébileau.

Tome X. — **Organes génitaux de la femme. — Membres.** — *Vulve et vagin, déviations utérines, prolapsus génitaux*, par Pichevin. — *Utérus (moins les déviations)*, par Ed. Schwartz. — *Annexes de l'utérus*, par Le Dentu et Pichevin. — *Membres*, par P. Mauclaire.

ENVOI FRANCO CONTRE UN MANDAT SUR LA POSTE

Lyon — Imp. Pitrat Aîné, A. Rey Successeur, 4, rue Gentil. — 16563

www.ingramcontent.com/pod-product-compliance
Ingram Content Group UK Ltd.
Pitfield, Milton Keynes, MK11 3LW, UK
UKHW020237220726
13923UKWH00002B/714

9 782019 304317